Das kleine Buch für Linkshänder

von
Jan Peter Wiborg

verlegt von
Wolfgang Hölker

ISBN 3-88117-452-4

Graphische Gestaltung: Rainer Eichler
Printed in Germany by Druckhaus Cramer, Greven
Musterschutz angemeldet beim Amtsgericht Münster

Inhaltsverzeichnis

Ich bin Linkshänder

Das wäre eigentlich gar nicht der Rede wert, wenn nicht mir und meinen „Artgenossen" von dem Moment an, in dem unsere Andersartigkeit offensichtlich wird, permanent Schwierigkeiten gemacht würden.
Mir eigentlich weniger, denn ich habe es der Aufgeschlossenheit und dem Wohlwollen meiner Grundschullehrerin zu verdanken, daß man mich mit der linken Hand schreiben ließ, während gleichaltrige Freunde auf anderen Schulen noch „umgestellt" wurden, wie Millionen von linkshändigen Leidensgenossen zu allen Zeiten.
Forscher nennen die Zwangsumstellung den „bedeutendsten unblutigen Eingriff in das Gehirn des Menschen". In der Tat, der Zwang zur Rechtshändigkeit hat für viele „Pseudorechtshänder" Folgen, wie Stottern oder Legasthenie. Andere, die von derart offensichtlichen Erscheinungen verschont bleiben, wissen nicht, daß sie etwa 30% ihrer Nervenkraft aufwenden müssen, um die geistige Vergewaltigung – nicht umsonst sprechen die Amerikaner von „Brain-Breaking" – in den Griff zu bekommen.

Auch wer nicht zwangsweise umgestellt wurde und vorzugsweise seine linke Hand gebrauchen darf, stößt immer wieder an die Grenzen einer Gesellschaft, in der nahezu alles mit „rechten Dingen” zugeht. Sogar manche Berufe bleiben dem Linkshänder verschlossen, weil er mit den entsprechenden Arbeitsgeräten nicht umgehen kann. Linkshänder haben darüber hinaus noch oft mit vielen Vorurteilen unwissender oder überheblicher Rechtshänder zu kämpfen, denen eigentlich klar sein sollte, daß man es keineswegs mit einer Handvoll von Sonderlingen zu tun hat, die sich partout nicht anpassen wollen.

„Links” steht nämlich als Synonym für „falsch” oder „ungeschickt” – „Rechts” für „ge-recht” und „richtig”. So ist es seit Jahrhunderten.

Dieses Buch wurde mit der linken Hand, aber nicht „mit links” geschrieben. Gedacht für jene, die sich oft „gelinkt” fühlen, weil man ihnen ihre zwei „linken Hände” vorwirft. Geschrieben für jene, die eigentlich gerne zuerst mit dem „linken Bein” aufstehen würden, sich aber bisher immer noch nicht getraut haben.

Geschichte der Linkshändigkeit

Entwicklung der Händigkeit

Die Geschichte der Menschheit ist untrennbar mit der Entwicklung der Händigkeit verbunden. Bedeutsame Studienobjekte zur Erforschung der prähistorischen Zeit sind Werkzeuge, Waffen und Zeichnungen in Höhlen und Gräbern. Älteste Zeugnisse menschlichen Handelns belegen, daß es zu allen Zeiten Linkshänder gegeben haben muß.
Forscher, die anhand einzelner Erkenntnisse ein Urteil über die Verteilung der Händigkeit abgegeben haben, erliegen leicht der Gefahr, ihre Einzelergebnisse zu verallgemeinern und dabei nicht den richtigen Maßstab zu finden.
Untersuchungen von Höhlenzeichnungen in Spanien erbrachten eine annähernd gleiche Anzahl bogenschießender Linkshänder wie Rechtshänder.
Der französische Wissenschaftler Mortillet untersuchte schon vor Beginn dieses Jahrhunderts Steinwerkzeug aus dem Neolithikum, der Epoche des vorgeschichtlichen

Menschen, und kam dabei zu folgenden Ergebnissen:

Keile:	101	für Linkshänder
	57	für Rechtshänder
Schaber:	55	für Linkshänder
	57	für Rechtshänder

Mortillet gelangte zu der Ansicht, daß in dem Zeitabschnitt die überwiegende Mehrheit (etwa doppelt so viele) der Menschen Linkshänder gewesen sein müßten. Später – unter dem Eindruck neuerer Forschungsergebnisse – revidierte er seine These und schätzte den Anteil von Links- und Rechtshändern etwa gleich hoch ein.
Eine weitere Untersuchung von Sphenisken (Keile) durch den Schweizer Forscher P. Sarasin bestätigte die Korrektur Mortillets:

101	für Linkshänder
106	für Rechtshänder

Auch der Autor des „Mutterrechts", der Baseler Gelehrte J. J. Bachofen, machte sich vor über hundert Jahren seine Gedanken über die Linkshändigkeit. Er interpretierte frühgeschichtliche Quellen dahingehend, daß in der Zeit des Matriachats – der Grundlage der sozialen Struktur der Mittelmeervölker in der prähistorischen Zeit – die Linkshändigkeit eine dominierende Rolle gespielt haben müßte.

Andere Wissenschaftler versuchten, aus der Anlage von Höhlenzeichnungen Rückschlüsse zu ziehen. Sie legten ihren Statistiken nach rechts oder links ausgerichtete Profile von Tierfiguren zugrunde, denn nach ihrer Ansicht läge es Linkshändern näher, nur nach rechts gerichtete Figuren zu zeichnen.

Diese sicherlich anfechtbare Untersuchungsmethode zeigt, wie schwierig es ist, einigermaßen nachvollziehbare Ergebnisse zu erhalten.

Beobachtungen nordamerikanischer Eingeborenenkulturen und die Auswertung der Literatur über die sogenannten primitiven Völker brachten unterschiedliche Resultate. Trotzdem legen gewisse Übereinstimmungen in den Ergebnissen den vorsichtigen Schluß

nahe, daß das Verhältnis zwischen Links- und Rechtshändern nahezu ausgewogen gewesen sein muß und erst mit der Einführung spezieller Werkzeuge, deren Handhabung einen Lernprozeß voraussetzte, auch eine Ausdifferenzierung der Händigkeit begann.
In der älteren Steinzeit, dem Paläolithikum, einer Epoche, die erste Anfänge einer menschlichen Kultur sichtbar werden läßt, und in der jüngeren Steinzeit, dem Neolithikum, wird also eine nicht ausdifferenzierte und zweckgebundene Beidhändigkeit geherrscht haben, die je nach Tätigkeit entweder die eine oder die andere Seite bevorzugt hat.

Die Erfindung der Waffen und der Bezug zur Händigkeit

Der Beginn der Bronzezeit – etwa um 2000 v. Chr. – scheint nach Ansicht der Experten eine Festlegung gebracht zu haben, deren Folgen noch bis in die heutige Zeit hinein wirksam sind. Ihre These bezieht sich auf die Neuentwicklung von Waffen und Werkzeugen, durch die feste Gewohnheiten entwickelt und ausdifferenziert werden mußten. Die Notwendigkeit, die Waffe der einen oder der anderen

Hand anzupassen – also eine zweckgebundene Arbeitsteilung einzuführen – brachte es mit sich, daß die linke Hand mit dem Schild den Schutz der empfindlichen Herzseite übernehmen mußte, während die rechte Hand mittels Schwert den aktiven Part auszufüllen hatte.

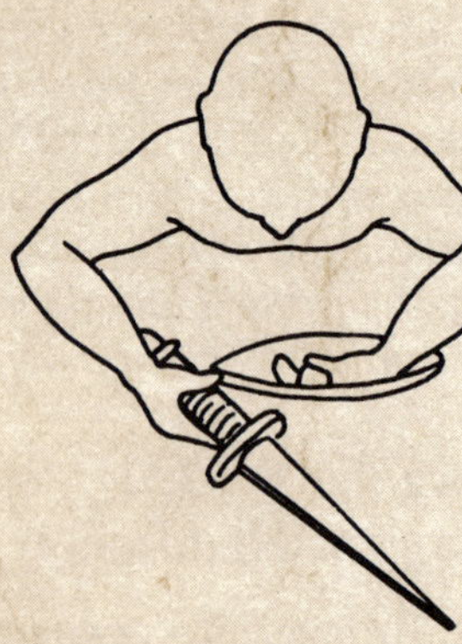

Theorien über die Bevorzugung einer Hand in früherer Zeit gibt es viele – wahrscheinlich mehr als konkrete Hinweise. Die Zahl der eindeutig bestimmbaren Werkzeuge ist klein, und prähistorische Höhlenzeichnungen geben – wie wir gesehen haben – auch nur wenig Aufschlüsse über die Verteilung der Händigkeit.

Die Waffentheorie sei nur deshalb erwähnt, weil sie nicht ausschließlich auf rein pragmatischem Denken beruht, sondern an die Tradition anknüpft, die mit links „passiv-haltend” assoziiert und in der rechten Seite die „aktiv-offensive” sieht.

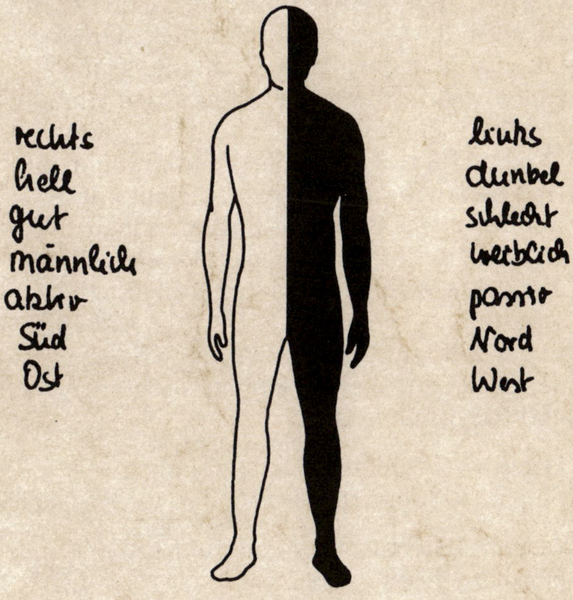

Viele der Begriffe auf der Schemazeichnung sind nicht so leicht begründbar. Sie haben ihren Ursprung meist in den uralten Sonnenkulten abendländischer Völker. Bis auf wenige Ausnahmen waren die Riten so angelegt, daß die rechte Seite (oder das Gesicht) stets dem Ort der aufgehenden Sonne, also dem Osten, zugewandt war. Auch die christliche Orientation geht in die gleiche Richtung, weil Christus am Ölberg gen Osten in den Himmel gefahren sein soll.
Prägend für das frühe Christentum waren die Traditionen der Pythagoreer, die links das Weibliche, das Böse, das Finstere sahen, während das Männliche, das Gerade und das Aufrechte ausschließlich rechts angesiedelt sein sollte.
In der Literatur finden sich einige Belege für die Gleichsetzung von Himmelsrichtungen und Rechts und Links:

Osten	– Frühling, Licht und Leben +	
Süden	– Sommer, Wärme	– RECHTS
Westen	– Herbst, Finsternis und Tod +	
Norden	– Kälte	– LINKS

Durchgehend findet sich bei fast allen Völkern die rechte Hand als Grußhand.
Das Berühren der Stirn, der militärische Gruß und auch der Händedruck werden mit der rechten Hand ausgeführt. Gerade der Händedruck zeigt die Bevorzugung der aktiven, mit Waffen kämpfenden rechten Hand, denn dem Gegenüber die Hand hinzustrecken, heißt: „Sieh, ich komme in friedlicher Absicht, meine (rechte) Hand ist leer, ich trage keine Waffe."
Die Verbreitung der christlichen Kultur in Mitteleuropa war eine Vorbedingung für die Verurteilung der linken Hand. Der Segen in den Gottesdiensten durfte nur mit der rechten Hand ausgeführt werden, und auch zum Eidesschwur der kirchlichen und weltlichen Gerichtsbarkeit durfte der Betreffende nicht die linke Hand heben (siehe auch Seite 69).
Die linke Hand war nicht nur minderwertig – in Indien und Arabien galt und gilt sie noch heute als „unrein". Gegessen werden durfte nur mit rechts, denn die Linke half, das „Gegenteil" zu erledigen.

Betrachtung der Schriftentwicklung

Weiteren Einblick gibt – in begrenztem Umfang – eine Betrachtung der Schriftentwicklung über die Jahrtausende. Da aber das Wissen um das Schreiben in den vergangenen Zeiten als eine Art Geheimwissen der kleinen, elitären Minderheit von Schriftgelehrten vorbehalten war, ist der Rückschluß auf die Händigkeit des Volkes problematisch, wenn nicht gar unmöglich.

Richtungsübersicht einiger alter und neuer Schriften (nach B. Sattler):

Alte chin. Schrift ← ↓
auch heutiger ostasiat. Schriftenkreis
chin., korean., japan. Schrift

Ägyptische Schrift ← ↓
Hieroglyphen

Früheste griech. Schrift ←

Griech. Schrift →
ab dem 5. Jh. v. Chr.

Semitischer Schriftenkreis

Hebräische Schrift	←
Arabische Schrift	←
Äthiopische Schrift	→

Mandschurische Schrift
aus der mongolischen Schrift ↓ →

Runen	(um Christi Geburt)	⇄
Runen	(etwa ab Wikingerzeit)	→

Hieroglyphenschrift der Hethiter ⇄

Indischer Schriftenkreis
z. B. bengalische, tibetische Schrift →

Auffällig an dieser Aufstellung ist die häufige Linksläufigkeit oder auch die wechselnde Richtung früher Schriften.
Seit dem 5. Jahrhundert vor Christus ist die griechische Schrift, aus der sich dann später die lateinische entwickelte, generell linksläufig, während ältere Inschriften nicht nur die umgekehrte Richtung aufweisen können, sondern eine „mäanderartige Schriftführung" – das heißt, abwechselndes von Rechts- nach Links- und dann von Links- nach Rechts-Schreiben auch öfter vorkommt.

Der Wechsel in der Schriftrichtung ist noch kein beweiskräftiges Indiz für eine allgemein häufiger verbreitete Linkshändigkeit. Einige Forscher vermuten, daß die später weitgehend vereinheitlichte Schriftrichtung auf den „evolutionären Kampf" zwischen der linken und der rechten Gehirnhemisphäre zurückzuführen sei (siehe Seite 36).

Die ältesten literarischen Hinweise zur Händigkeit

Nach allem, was wir bis heute wissen, ist der Bericht über den linkshändigen Benjaminiten Ehud im alttestamentarischen „Buch der Richter" (3/12) zu den ältesten Erwähnungen in der Literatur zu zählen:

Die Richter Ehud und Schamgar

Aber die Kinder Israel taten wiederum, was dem Herrn mißfiel. Da machte der Herr den Eglon, den Köng der Moabiter, stark gegen Israel, weil sie taten, was dem Herrn mißfiel. Und er sammelte zu sich die Ammoniter und die Amalekiter und zog hin und schlug Israel und nahm die

Palmenstadt ein. Und die Kinder Israel dienten Eglon, dem König der Moabiter, achtzehn Jahre. Da schrien sie zu dem Herrn, und der Herr erweckte ihnen einen Retter, Ehud, den Sohn Geras, den Benjaminiter; der war linkshändig.

Und als die Kinder Israels durch ihn Tribut sandten an Eglon, den König der Moabiter, machte sich Ehud einen zweischneidigen Dolch, eine Hand lang, und gürtete ihn unter sein Kleid auf seine rechte Hüfte und brachte Eglon, den König der Moabiter, den Tribut …

20 … Und Ehud kam zu ihm hinein. Er aber saß in dem kühlen Obergemach, das allein für ihn bestimmt war. Und Ehud sprach: Ich habe ein Wort von Gott an dich. Da stand er auf von seinem Thron.
Ehud aber streckte seine linke Hand aus und nahm den Dolch von seiner rechten Hüfte und stieß ihm den in den Bauch, daß nach der Schneide noch der Griff hineinfuhr und das Fett die Schneide umschloß; denn er zog den Dolch nicht aus seinem Bauch …

Dem Benjaminit Ehud war es offensichtlich aufgrund seiner Linkshändigkeit gelungen, den Moabiterkönig Eglon zu täuschen und ihn dann zu ermorden.

Daraus läßt sich schließen, daß die Linkshändigkeit wohl nicht zur Norm gehörte und Ehud auf einen Überraschungseffekt spekulieren konnte.

Im Alten Testament findet sich eine ganz klare Seiteneinteilung – „rechts” sitzen die ehrenvollen Gäste, der Teufel darf nicht dort sitzen. „Rechts” bedeutet „richtig” oder „gerecht”, ohne damit aber gleichzeitig die linke Seite abzuqualifizieren.

Den Linkshändern wurden sogar noch besondere Fähigkeiten zugemessen. Dazu heißt es in der Bibel:

Und es wurden an jenem Tage gezählt, von Benjamin aus den Städten sechsundzwanzigtausend Mann, die das Schwert führten, außer den Bürgern von Gibea; von ihnen wurden siebenhundert gezählt, auserlesene Männer.
Und unter diesem ganzen Volk waren siebenhundert auserlesene Männer, die linkshändig waren und mit der Schleuder ein Haar treffen konnten, ohne zu fehlen.

Das Neue Testament steht – was die Frage der Seitigkeit angeht – ganz in der Tradition. Einzig und allein das oft zitierte Gleichnis von den „Schafen und den Böcken” im Matthäus-Evangelium 25/32 f. trennt klar zwischen der „guten” rechten Seite und der „minderwertigen” linken Seite:

32 … und werden von ihm alle Völker versammelt werden. Und er wird sie voneinander scheiden, gleichwie ein Hirt die Schafe von den Böcken scheidet.
33 … und wird die Schafe zu seiner Rechten stellen und die Böcke zur Linken.

Den Gerechten auf der rechten Seite verheißt Jesus das ewige Leben, aber:

… dann wird er auch sagen zu denen zur Linken: Gehet hin von mir, ihr Verfluchten, in das ewige Feuer, das bereitet ist, dem Teufel und seinen Engeln …
Und sie werden in die ewige Pein gehen, aber die Gerechten in das ewige Leben.

Die Römer betrachteten bis zur Kaiserzeit die linke Seite als glückbringend. Während Virgil (* 70 v. Chr. – † 19 v. Chr.) noch in diesem

Sinne dachte und schrieb, hatte sich zu Lebzeiten des Stoikers Seneca des Jüngeren (* um 4. v. Ch. – † 65 n. Chr.) die Bedeutung schon umgekehrt. Als Indiz für den römischen Auffassungswandel können die Prognosen der Auguren herangezogen werden, die gemäß Sonnenstand und ihrer eigenen Orientierung über die Bedeutung der Himmelsrichtungen und Seiten entschieden.

Im alten Rom gab es keine durchgängige Diskrimination der linken Seite. Wohl wegen einer allgemein vorherrschenden Rechtshändigkeit war man sich sicher, daß die Rechte zwar nicht unbedingt die Richtigere, wohl aber die Stärkere sein müsse.
Die griechischen Augurentradition hingegen kannte seit jeher die Linke als die unheilvolle, unglückbringende Seite. Viele Forscher haben sich mit der entgegengesetzten griechischen und römischen Deutung beschäftigt – die meisten neigen dazu, die unterschiedliche Orientierung als Ursache zu sehen. Das beantwortet jedoch immer noch nicht die Frage, warum sich bei den Römern noch vor Christus ein Bedeutungswandel in allen Bereichen vollzogen hat. Überliefert sind allerdings die wechselnden Auffassungen griechischer Gei-

stesgrößen zu diesem Problem. Der Philosoph Platon (*427 v. Chr.), dessen Ziel es war, die „geistigen und sittlichen" Zustände in Hellas zu bessern, äußert sich wiederholt und widersprüchlich über die linke und rechte Seite (Hand). Einerseits interpretiert er, daß die Richter über Himmel und Erde die gerechten Seelen rechts nach oben in den Himmel und die ungerechten links nach unten (große Ähnlichkeit mit dem Matthäus-Gleichnis!) schicken würden, andererseits tritt er als Verfechter einer gleichmäßigen Schulung beider Körperseiten und Hände auf (Gesetze VII, 794 ff.):

Man meint immer, rechts und links sei bei uns von Natur verschieden zu den einzelnen Tätigkeiten mit der Hand, während doch bei den Füßen und den anderen Gliedmaßen gar kein solcher Unterschied in ihrer angestrengten Verwendung hervortritt.
Nur an den Händen werden alle durch die Unwissenheit der Kindermägde und Mütter zur Hälfte lahm. Die Natur steht bei den Gliedern so ziemlich im Gleichgewicht; nur wir selbst haben durch unsere Angewöhnungen und ungeeigneten Gebrauch diese Verschiedenheit an sich hingebracht.

Bei vielen Tätigkeiten ist es ziemlich gleichgültig, z. B. wenn man die Lyra in der linken Hand hält und das Plektron) in der rechten; das macht nichts, und so ist's noch bei manchem ähnlichen. Braucht man aber dieses Beispiel auch bei anderen Dingen, wo man nicht auf gleiche Weise verfahren sollte, so ist dies nahezu ein Unsinn ... So gibt es noch eine ganze Menge von anderen ähnlichen Beispielen, beim Wagenlenken und sonstigen Dingen, wobei man lernen kann, daß es ein widernatürliches Verfahren ist, wenn man die linke Seite schwächer macht als die rechte. Dies hat, wie gesagt, bei einem hörnernen Plektron und ähnlichen Werkzeugen keine Bedeutung. Wenn man aber Zeug von Eisen brauchen muß für den Krieg, so hat es eine große Bedeutung z. B. bei Bogen, Wurfspeeren und all diesen Dingen. Dann ist es ein gewaltiger Unterschied zwischen Menschen, die's gelernt haben oder nicht, die sich tüchtig eingeübt haben oder nicht. Wer das Pankration oder den Faustkampf oder den Ringkampf vollkommen einexerziert hat, ist nicht unfähig, auch links zu kämpfen, ist nicht lahm auf der linken Seite, schleppt die Glieder nicht elendiglich nach, wenn sein Gegner sich*

*) *Stäbchen oder Plättchen, mit dem die Saiten verschiedener Zupfinstrumente angerissen werden.*

ihm auf die andere Seite wirft und ihn zwingt, nun dort seine Anstrengungen zu machen. Und ebenso, meine ich, muß man es bei den Waffen und in allen anderen Dingen als das Richtige annehmen, daß ein Mensch, der nun einmal zum Zweck der Verteidigung und des Angriffs seine Werkzeuge paarweise bekommen hat, kein Stück davon, soweit möglich, regungslos oder unausgebildet lassen soll. Wäre einer mit der Natur des Geryones oder gar des Briarens auf die Welt gekommen: er muß imstande sein, mit allen seinen hundert Händen hundert Geschosse zu schleudern.

Dieser Bericht veranlaßte die beiden spanischen Wissenschaftler Heceaeu und Ajurraguera, deren Forschungen über die Höhlenzeichnungen im vorderen Teil des Kapitels erwähnt sind, eine Theorie der „manuellen Bevorzugung" aufzustellen, die sich infolge der gegebenen Kultur als praktisch herausgestellt hatte. Danach war der überwiegende Gebrauch der rechten Hand auf praktische Erwägungen und das Versäumnis zurückzuführen, beide Hände gleichmäßig zu schulen. Platons ehemaliger Schüler, Aristoteles, übernahm nach dessen Tod seine Schule, die „Akademie". Schon in der Lehrzeit hatte

Aristoteles der Lehrmeinung Platons eigene Gedanken entgegenzusetzen. Im Abschnitt „Das politische Recht" seiner „Nikomachischen Ethik", die als älteste wissenschaftliche Ethik Europas betrachtet werden kann, äußert er sich – eher beiläufig – über die Händigkeit:

Welches Recht aber in den Dingen, die Veränderung unterworfen sind, von Natur ist, und welches nicht, sondern auf Sitte und Übereinkunft beruht, wenn auch beides veränderlich ist, leuchtet ein. Es gibt ja dieselbe Unterscheidung auch bei anderen Dingen. Von Natur ist z. B. die rechte Hand kräftiger, und doch kann es Menschen geben, die in beiden Händen die gleiche Kraft und Geschicklichkeit haben.

Die Lehre des Aristoteles übte einen entscheidenden Einfluß auf das Geistesleben des Mittelalters aus. Mit seiner Abkehr vom Lehrer Platon, der der gleichmäßigen Entwicklung beider Hände noch eine große Bedeutung zugemessen hatte, verschiebt Aristoteles den Maßstab für das „Normale" und betont die Überlegenheit der rechten Hand als „Naturgegebenheit" – damit war eine Perspektive vorgezeichnet.

Aber nicht nur die Griechen setzten mit ihrer Auffassung die Maßstäbe für die nächsten Jahrhunderte – der Syrer Ephräm, der im 4. Jahrhundert nach Christus lebte, urteilte über die „bösen Mächte" der linken Seite so, als ob er mit der Tagespolitik unseres Jahrhunderts bestens vertraut gewesen sei: „Die Stütze der Linken war eben nur ein zerbrechliches Rohr . . ."
Bis ins Mittelalter setzte sich die Entwicklung der „unnatürlichen Linkshändigkeit" fort. Der Siegeszug der rechten Hand überlebte auch das Zeitalter der Aufklärung und wird zum Beispiel in Kants Schrift „Von der Macht des Gemüths durch den blosen Vorsatz seiner krankhaften Gefühle Meister zu sein" deutlich, in der er sich ausdrücklich gegen die Meinung ausspricht, daß die linke Seite mit Übungen auch die Kraft und die Geschicklichkeit der rechten Seite erlangen könnte. Friedrich der Große verlangte von den Soldaten seiner Armee, daß jeder das Gewehr „wegen der Ordnung" in der Rechten halte. Die Zahl der linkshändigen Deserteure soll dort sehr hoch gewesen sein.

Johann Wolfgang von Goethe – vielleicht selbst Linkshänder – vertrat die Theorie, daß die linke Seite dem Gemüt und dem Weiblichen zugerechnet und die rechte Seite als Verstandesseite dem Männlichen zugeordnet werden müsse (siehe auch Seite 13).

Die Definition „Land der unbegrenzten Möglichkeiten" für die Vereinigten Staaten von Amerika konnte auf die Linkshänder nicht immer angewendet werden. Ihre Möglichkeiten wurden besonders durch die kirchlichen Schulen gegen Ende des 18. Jahrhunderts so stark eingeschränkt, daß der spätere Präsident Benjamin Franklin (selbst Linkshänder) ein Büchlein mit dem Titel „Bittschrift der linken Hand" veröffentlichte. Phasen der Liberalität wechselten in den Staaten mit Phasen restriktiven Vorgehens gegenüber den Linkshändern ab, was eine „Meldepflicht für Linkshänder" aus den dreißiger Jahren dieses Jahrhunderts beweist. Der Plan, durch diese Meldepflicht die Linkshänder ein für alle Mal auszurotten, ist – wie auch alle anderen Umerziehungs- und Brechungsversuche auf der ganzen übrigen Welt – schon nach ein paar Jahren gescheitert.

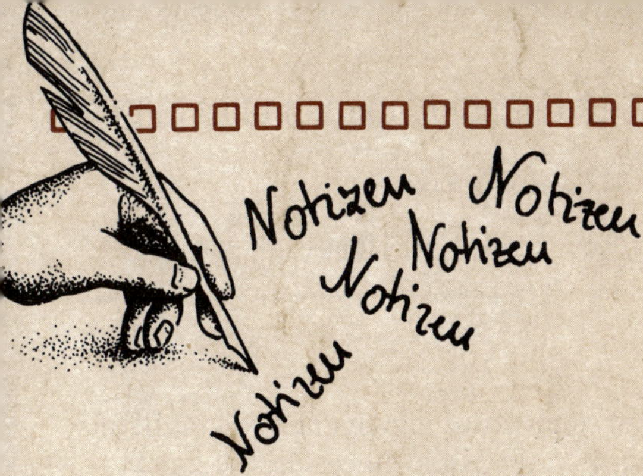
Notizen
Notizen
Notizen
Notizen
Notizen

Bedingungen für die Linkshändigkeit

Es ist auf den vorausgegangenen Seiten häufig von Theorien die Rede gewesen, die das Vorhandensein von Linkshändern zu allen Zeiten beweisen und belegen sollten. Darüber hinaus wurden Untersuchungen über die Verteilung der Händigkeit vorgestellt, ohne sich zunächst mit der Frage zu beschäftigen, woher die Präferenz einer Hand oder einer ganzen Körperseite eigentlich kommt.

Die Beantwortung der Frage nach dem „Woher?" führt ganz schnell die Behauptung einiger gedankenloser und eventuell arroganter Rechtshänder ad absurdum, die in der Linkshändigkeit ein „wegtrainierbares Übel" oder schlicht und einfach eine „schlechte Angewohnheit" sehen, die man am besten dadurch bekämpft, daß man sie von Anfang an unterdrückt bzw. – teilweise mit Zwang – versucht, eine normierte und deshalb „normale" Rechtshändigkeit anzuerziehen.

Bisher war immer nur von Linkshändigkeit die Rede. Dabei weiß jeder nur halbwegs sport-

lich Interessierte, daß die Überlegenheit einer Hälfte nicht nur auf die linke Hand beschränkt ist, sondern auch in anderen Bereichen des Körpers seinen Ausdruck findet. Leichtathleten brauchen ein Sprungbein, und daher ist in Fußballreportagen manchmal von „Linksfüßern" die Rede.
Etwa bei ¾ der Linkshänder ist das linke Bein auch gleichzeitig Sprungbein, während 95% der Rechtshänder auch rechts abspringen.
Ein Test an 800 Kindern (Ahrens) ergab 12,1% Linksfüßer – dagegen fand man bei den Ureinwohnern der drittgrößten indonesischen Insel Celebes, die überwiegend zur Linkshändigkeit neigen sollen, einen Anteil von 50% Linksfüßern.
Heute gibt es relativ zielsichere Methoden, den Grad der Seitigkeit mit Hilfe von Computern festzustellen. Dabei kann mancher, der sich bisher immer für einen lupenreinen Rechtshänder gehalten hat, seine Überraschung erleben. Empfehlenswert ist dieser

Test für Schulanfänger (siehe Seite 77) und für Menschen, die sich ihrer Sache nicht sicher sind. Die Beratungsstelle für Linkshänder und umgeschulte Linkshänder in München hat ein für derartige Tests geeignetes Computerprogramm, welches auch über den Grad der Händigkeit genauere Auskunft geben kann.

Früher gab es sehr umständliche Testreihen, von denen sich einige aber – wenn keine Computer zur Verfügung stehen – immer noch für eine grobe Einschätzung eignen. Josephine Kramer hat folgende Kriterien zur Ermittlung der **Füßigkeit** zusammengestellt:

- Hüpfen auf einem Bein.
- Ball mit dem Fuß stoßen (möglichst weit) und stoppen.
- Lied singen oder summen und dazu mit dem Fuß den Takt klopfen.
- Rhythmus einer Melodie mit dem Fuß klopfen.
- Mit dem Fuß eine Zündholzschachtel auf ein einige Meter entferntes Ziel zuschieben.
- Schlittern.
- Mit geschlossenen Augen geradeaus gehen (das stärkere Bein schreitet weiter aus,

wodurch sich auf längere Distanz ein Bogen ergibt.
- Weitspringen (Springen über einen Graben).
- Hochsprung (Springen über ein Seil – Man schaut, von welcher Seite angelaufen wird).
- Abspringen.
- Mit dem Fuß einen Kreis oder ein Quadrat zeichnen.
- Auf einen Stuhl steigen.

Zur Einschätzung der **Händigkeit**, die sich ja keineswegs im linkshändigen Schreiben erschöpft, gibt es ebenfalls eine Reihe von mehr oder minder tauglichen Versuchskriterien. Das Kartenmischen und Einfädeln, das Bleistiftanspitzen und Brotschneiden gehören zum Beispiel dazu, sowie das Zähneputzen, Ballschlagen und Hämmern. Die Ergebnisse dieser Versuchsanordnung sind allerdings mit großem Vorbehalt zu betrachten, weil ein Linkshänder soweit „domestiziert" sein kann, daß er auch im Test das Brotmesser in die rechte Hand nimmt, weil es ihm so anerzogen worden ist. Auch hier hat der Computer andere Maßstäbe gesetzt. Er orientiert sich mehr am Reaktionsvermögen und an der Schnelligkeit als an möglicherweise an- und umlernbaren Fähigkeiten.

Auch bei den Augen hat der Mensch eine bevorzugte Seite. Der Fachmann spricht von der **Links-** oder **Rechtsäugigkeit** und meint damit die Seite, die einen Gegenstand wirklich zuerst visiert. Folgerichtig läßt man die Testperson auch durch Schlüssellöcher und Trichteröffnungen schauen, damit sich das „stärkere Auge" klar herausstellt.
Der sog. „Ente-Hase-Test" kann eine zusätzliche Klarheit verschaffen. Je nachdem, welches Tier die Versuchspersonen auf dem Bild . . .

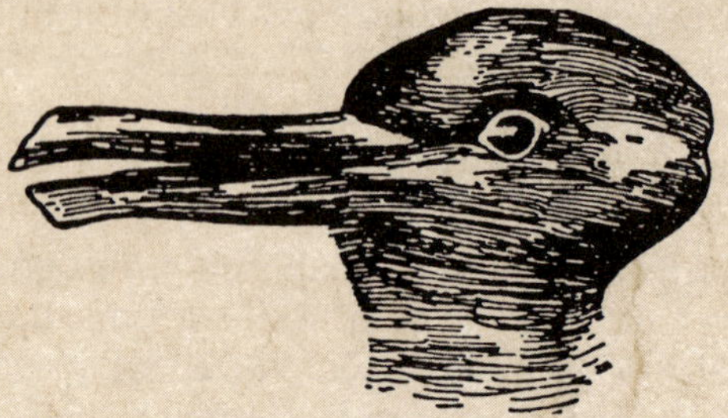

. . . zuerst erkennen konnten, ordnete man sie den Links- oder Rechtsäugern zu. Wer zuerst den Hasen identifizierte, gehört in die Gruppe der Linksäuger.

Interessanterweise gibt es bei diesem Versuch einen geringen Prozentsatz von Beidäugern oder Übergangstypen, die ganz schnell beide Tiere erkennen können.
Selbst bei den Ohren hat man inzwischen eine gewisse Präferenz für eine Seite festgestellt. In Testreihen ergab sich, daß die Versuchspersonen ihr stärkeres Ohr immer zur Schallquelle hinwenden. Etwa die Hälfte hatte ihr bevorzugtes Ohr auf der der bevorzugten Hand entgegengesetzten Seite.
Spätestens seit der Entdeckung der Möglichkeiten unterschiedlicher Steuerung durch die rechte oder linke Gehirnhälfte ist auch die Entstehung von Linkshändigkeit bzw. einer allgemeinen Bevorzugung der linken Körperhälfte medizinisch einwandfrei begründbar.
Auf den folgenden Seiten ist oft von „Linkshändigkeit" die Rede, wenn korrekterweise „Linksseitigkeit" dort stehen müßte. Erstens hat sich der Ausdruck „Linkshänder" im allgemeinen Sprachgebrauch eingebürgert („Linksseiter" und „Rechtshirner" wäre oft richtiger) und zweitens ist mit der „Händigkeit" der exponierte Ausdruck der Seitigkeit beschrieben, denn die linke Hand führt die kompliziertesten Tätigkeiten aus.

Der Unterschied in der Hirnanatomie und die jeweilige Überlegenheit der linken (Rechtshänder) oder der rechten Seite (Linkshänder) bewirken eine verschieden starke Aktivierung beider Körperseiten. Die Nervenbahnen, die von beiden Hirnhälften ausgehen und gewissermaßen die Leitung in den Körper darstellen, kreuzen sich im Rückenmark.
So ergibt sich ein spiegelverkehrte Zuständigkeit der Hirnhemisphären.
Der von uns als normal angesehenen Rechtshändigkeit entspricht also eine Linkshirnigkeit. Beim Linkshänder ist es gerade umgekehrt. Die rechte Hirnhälfte dominiert und die sich kreuzenden Nervenbahnen aktivieren die linke Körperseite mehr als die rechte.
Zum beschriebenen anatomisch-physiologischen Erklärungsansatz gehört auch der Ansatz der „Vererbbarkeit" der Linkshändigkeit.
Der tschechoslowakische Forscher Sovàk kam 1962 nach einer Untersuchung von 1000 Kindern zu dem Schluß, daß die Erbanlage zur Links- und Rechtshändigkeit gleichmäßig verteilt sein müsse.
Diese Ergebnisse bestätigen andere Beobachtungen, die davon berichten, daß zwar nur

3–6% mit der linken Hand schreiben, aber 50% der Bevölkerung Linkshänder sind. Sovàk stellte die These auf, daß sich das Verhältnis nur durch die milieuabhängige Erziehung – womit wir beim dritten Erklärungsansatz wären – nach rechts verschoben hätte. Das würde das Auftreten von linkshändigen Kindern bei rechtshändigen Eltern erklären.

Linkshändigkeit als Zufall – gleichsam als Sprung im Erbgut. So wollen es einige kluge Köpfe auch sehen. Sie argumentieren: Schon vor der überwiegend rechtshändigen Sozialisation des Kindes gäbe es Unterschiede in der Anlage der Händigkeit, die aber stammesgeschichtlich oder als zufällige Anlage gesehen werden müßten. Gegen diese Behauptung spricht, daß in manchen Familien ein auffällig hoher Linkshänderanteil besteht, es also mit Sicherheit angenommen werden kann, daß eine Vererbung erfolgt ist.

Allen Theorien und Thesen ist gemeinsam, daß sie immer nur einen Teilaspekt des Phänomens berücksichtigen und nicht versuchen, möglichst viele Ansatzpunkte zu einem Gesamtbild zu vereinen.

Heute geht die Wissenschaft davon aus, daß Linkshändigkeit erblich ist und dadurch schon beim Ungeborenen eine unterschiedliche Entwicklung der Hirnhälften stattfinden kann. Linkshändigkeit kann aber auch andere Ursachen haben, die erheblich zu dem Ruf beitrugen, daß jeder Linkshänder automatisch auch verhaltensgestört sein müsse: Beeinflussungen der Schwangerschaft, z. B. die Steißlage des Kindes, eine schwere Geburt sowie auch eine Erkrankung und damit verbundene Schädigung des Gehirns können zur Linkshändigkeit führen. Da in vielen Fällen ein krankhaftes Störungsbild entstanden ist, spricht man auch von erworbener oder pathologischer Linkshändigkeit.
An dieser Stelle seien beispielsweise Epilepsie, Gehirnhautentzündung, Tumore, Embolien, Mongoloismus erwähnt, bei denen die erkrankten Bereiche des Gehirns durch die entsprechenden Partien auf der anderen Seite ersetzt werden und so außerordentlich häufig eine pathologische Linkshändigkeit entsteht.
Neben der erworbenen Linkshändigkeit kann es auch eine erzwungene Linkshändigkeit geben, die dann auftritt, wenn die Rechte durch

einen Umstand, wie zum Beispiel einen Unfall oder die Zwangsamputation der rechten Hand, lahmgelegt worden ist und deshalb die linke Hand als „Führhand" aktiviert werden mußte. Der Beratungsstelle für Linkshänder in München sind darüber hinaus Fälle bekannt, nach denen sich Kinder durch Außeneinflüsse selbst auf die linke Hand umstellen (Pseudolinkshänder), z. B. weil sie gehört haben, daß Linkshänder intelligenter seien.

Nachdem nun alle Arten und Theorien von Linkshändigkeit Erwähnung gefunden haben, wäre es auch interessant, die Verteilung der Händigkeit in der Bevölkerung, oder, anders gesagt, den Anteil der Linkshänder an der Gesamtbevölkerung herauszubekommen. Dazu hat sich in den letzten Jahren in der Fachliteratur folgende Gradation herauskristallisiert:

Extreme Linkshänder
Vorwiegende Linkshänder
Beidhänder — Beidhänder
Vorwiegende Rechtshänder
Extreme Rechtshänder

Die Gliederung unterscheidet die Gesamtbevölkerung in fünf Gruppen, wobei die Beidhänder offenbar eine Sonderstellung einnehmen. Es wird in zwei verschiedene Arten von Beidhändern „höherer Ordnung" und „niederer Ordnung" unterschieden. Letztere verfügen nur über eine nicht ausdifferenzierte Händigkeit und sind von ihrem Entwicklungsstand als zurückgeblieben anzusehen.
Die Beidhänder „höherer Ordnung" haben, so sehen es viele Wissenschaftler, obwohl eine Hand immer noch anlagebedingt dominiert, die Entwicklung beider Hände vorangetrieben, so daß sie bei vielen Tätigkeiten eine ideale Ergänzung bilden. Bei ihnen soll ein Stand erreicht sein, der die normale, einseitige Bevorzugung einer Hand übertrifft. Diese Theorie wird allerdings von der Münchner Psychologin Barbara Sattler bestritten. Sie nimmt an, daß der Anteil von Beidhändern „höherer Ordnung" umgestellte Linkshänder sind, die ihren Stand durch das zwangsweise Training ihrer rechten Hand erreicht haben, durch diese Umstellung aber geschädigt werden, und deren etwas größere Geschicklichkeit bei weitem nicht die Schädigungen aufwiegt, die durch diese Umstellung im

menschlichen Gehirn hervorgerufen werden (Konzentrationsstörungen, Lese- und Rechtschreibschwierigkeiten, Sprachstörungen, feinmotorische Störungen).
Ebenfalls noch Unklarheit herrscht über das Verhältnis der einzelnen Anteile zueinander. Unterschiedliche Untersuchungsmethoden brachten Abweichungen bis zu 50%. Eine hohe Dunkelziffer – je nach Ablehung der Linkshändigkeit in verschiedenen Gebieten und an verschiedenen Orten – macht genaue Schätzungen schwierig, zumal viele „gemäßigte Linkshänder", denen das Schreiben mit der rechten Hand noch nie offensichtliche Probleme bereitete, von sich selbst nicht einmal wissen, daß sie eigentlich zu den Linkshändern gerechnet werden müssen. Wie sollen dann um Genauigkeit bemühte Wissenschaftler zu exakten Ergebnissen kommen?
Interessant ist die Beobachtung, daß im Schweizer Kanton Solothurn im Jahre 1958 etwa 2% Linksschreiber und 5% Linkshänder festgestellt wurden. Die Linkshändigkeit wurde in diesem Gebiet unterdrückt. Eltern und Lehrer ließen es in der Schule nicht zu, daß die Kinder mit der linken Hand schreiben lernten. Seit die Unterdrückung nachließ,

stieg auch der Anteil der Linkshänder insgesamt. Untersuchungen in den USA und in Westeuropa registrierten durchgängig in den fünfziger Jahren ein starkes Ansteigen der Linkshänderzahlen. Aus Belgien, England und Holland meldete man sogar eine Verzehnfachung des Anteils an der Gesamtbevölkerung.

Die schon erwähnte Psychologin Barbara Sattler, Leiterin der „Beratungsstelle für Linkshänder und umgestellte Linkshänder" in München, die aufgrund ihrer langjährigen Forschungen auf dem Gebiet der Linkshändigkeit den genauesten Überblick haben dürfte, bestätigt die These Sovàks (s. S. 36) und hält ebenfalls einen Anteil von etwa 50% Linkshänder für möglich.

Die Dunkelziffer müßte ungefähr doppelt so hoch sein, wie die bisher bekannte Zahl von Linkshändern, die etwa bei 12 Millionen – cirka 20 Prozent der Bevölkerung – liegt.

Das ist für viele ein überraschend großer Prozentanteil von Linkshändern, dem bisher noch nicht die gebührende Beachtung geschenkt wurde.

Die Gleichberechtigung der linken Hand kann so lange nicht vorangetrieben werden, wie sich viele gar nicht darüber bewußt sind, wie „recht(s)schaffend" sie eigentlich sind. Natürlich wollen auch die Rechtshänder ihre bisherige Vormachtsstellung nicht aufgeben. Es ist bequem, und vergleichbar mit den Emanzipationsbestrebungen der Frauen, alles bisherige als „normal" zu betrachten – und so zu belassen.

Linkshänder haben keine Lobby, könnte man sagen. Es wird ihnen nur dort Aufmerksamkeit geschenkt, wo sie mit ihrer Eigenart überraschende Erfolge erzielen. Wir freuen uns über die Tore linksfüßig schießender Fußballspieler und begeistern uns an den Siegen der Tennis-Asse Martina Navratilova, Jimmy Connors oder auch John McEnroe, die allesamt Linkshänder sind und zunächst sicherlich von einem „Linkshänderbonus" zehren können. Das neidische Märchen, daß Linkshänder auf dem Tennisplatz insgesamt im Vorteil seien, weil sie ja dem rechtshändigen Partner auf die Rückhand spielen können, wird durch die einfache Beobachtung widerlegt, daß der Linkshänder wiederum seine oftmals schwächere Schlaghand auf der anderen Seite hat und den gezielten Schlägen eines geübten und

variablen Rechtshänders gleichfalls ausgeliefert sein dürfte.
Obwohl Linksfüßer gerade im Profifußball immer noch gesucht sind, wird dem Linksaußen in einer Fußballmannschaft mit Argwohn entgegengetreten, wie ein jüngst veröffentlichter Kommentar im Sportteil der FAZ wieder eindrucksvoll bestätigt:

Von Fußball-Torhütern und Linksaußen heißt es, sie hätten eine Macke. Der eine, weil er sich, quasi der einzige Einzelkämpfer seiner Mannschaft, vom Gegner den Ball um die Ohren schießen lassen muß, also den Kopf für alle hinhält, der andere, weil, wer links schießt, sowieso „verdächtig" ist.

Mit weiteren Vorurteilen, mit denen sich ein Linkshänder herumschlagen muß, beschäftigt sich das Buch in den folgenden Kapiteln.

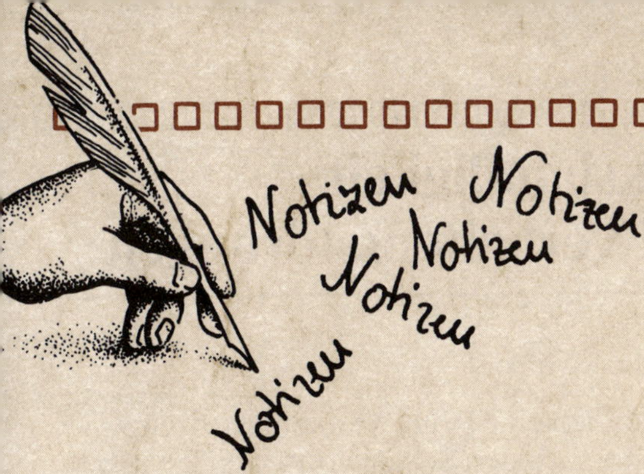
Notizen
Notizen
Notizen
Notizen
Notizen

Linkshändigkeit und Verhaltensstörungen

Linkshändigkeit ist eine Verhaltensstörung – jedenfalls nach den Schlagwortverzeichnissen und Regalen zahlreicher Bibliotheken zu urteilen. Andersseitig lebende und arbeitende Menschen sind demnach verhaltensgestört bis behindert. In diesen Sparten sind häufig noch die Bücher über Linkshändigkeit untergebracht. Sie handeln oft von dem „Problem Linkshändigkeit", und jemand, der sich als Betroffener „mal eben" schlau lesen möchte, findet entweder hoffnungslos mit Tabellen und Versuchsreihen überladene oder hoffnungslos veraltete Bücher. Sie vergessen bei all der statistischen Exaktheit und wissenschaftlichen Genauigkeit meist den Menschen, der dort vor dem Regal steht und eine Antwort auf die Frage sucht, warum ausgerechnet er nun Linkshänder geworden ist.
Die These, Linkshändigkeit sei eine Verhaltsstörung, die provozierend an den Anfang des Kapitels gestellt wurde, muß jeden auf den Plan rufen, der an einer „Normalisierung der

Verhältnisse" für Linkshänder interessiert ist. Linkshändigkeit ist nicht „normal", wird gesagt, aber warum muß denn immer alles „normal" sein? Eine „Störung" muß zwangsläufig abgestellt werden, denn sie beinhaltet einen Fehler, der nach Möglichkeit einer Reparatur bedarf: Sprachstörung, Sehstörung, Gehstörung usw. Linkshändigkeit fällt allenfalls unter Besonderheiten, oder auch „Besondere Kennzeichen", wie die Fahndungsmeldungen der Polizei von Zeit zu Zeit beweisen. Die Linksseitigkeit unter Verhaltensstörungen einzuordnen, paßt nur denen in den Kram, die seit jeher in der Linkshändigkeit eine schlimme Abnormität gesehen haben, die schnellstens unterdrückt oder ausgemerzt werden sollte. Schon immer mußten die Menschen, die in gewisser Beziehung nicht normal – also nicht der Norm entsprechend – agierten, sich besonders rechtfertigen oder ein ausgeprägtes Selbstbewußtsein entwickeln, wenn sie sich behaupten wollten. Zu mancher Zeit hat das bloße

„Anderssein" die Menschen ins Gefängnis, in die Verbannung, die Folterkammer, an den Pranger, auf den Scheiterhaufen oder in das Konzentrationslager gebracht. Von ihnen wurden dann meist mit Martermethoden Geständnisse erpreßt, nach denen sie mit Regimegegnern, „geheimen Mächten" oder dem Teufel selbst im Bunde standen. Eine ganze Palette von möglichen Bündnispartnern – je nach Zeitgeist – bewies den Folterknechten die „Schuld" dessen, der gegen die geltenden Normen verstoßen hatte.
Im Dritten Reich genügte es, als homosexuell bekannt zu sein, um den sog. rosa Winkel zu bekommen und in ein Konzentrationslager überführt zu werden. Homosexualität konnte also ein Todesurteil sein. Der Reichsführer-SS, Heinrich Himmler, machte sich allerdings noch weitreichendere Gedanken. Er forderte 1935 die Erforschung genauerer Zusammenhänge zwischen „Linkshändigkeit einerseits und geistiger Verfassung der Homosexuellen andererseits" – möglicherweise, um damit ein genaues, nach außen sichtbares Identifikationsmerkmal für Homosexuelle zu haben und um mit diesem konstruierten Zusammenhang jeden Linkshänder als potentiellen Homo-

sexuellen verdächtigen zu können. Zu den geheimen „Bündnispartnern", deren Namen in den Folterkammern herausgepreßt wurden, gehörten 1935 auch „Linkshändigkeit und Homosexualität".
Dieses extreme Beispiel zeigt, wie die ausgeprägten Vorurteile entstanden sein können, die Linkshändern heute noch zu schaffen machen. Frei nach dem Motto „Gleich und gleich gesellt sich gern" wird den Linkshändern neben der ohnehin schon verdächtigen Linksbetonung die noch viel verdächtigere Homosexualität angehängt. Deshalb ist es wichtig, den Begriff der „Verhaltensstörung" nicht so ungeprüft zu übernehmen, da auch er einem Wandel unterliegt und oft einfach nur brandmarkt, was „unnormal" ist und von der Gesellschaft nicht tolerierbar erscheint.

Die Gesellschaft – was auch immer das sein mag – definiert also den Begriff „Verhaltensstörung", und die für so objektiv gehaltene Wissenschaft hat Mühe, die Bereiche gegeneinander abzugrenzen.
Auf dem Gebiet der Lese- und Rechtschreibschwäche, dem ersten, das uns im Zusammenhang mit der Linkshändigkeit interessieren soll, bringt die österreichische Forscherin

Lore Schenk-Danzinger die Schwierigkeiten ihrer Zunft auf einen Nenner:

Nach wie vor besteht das Problem der Legasthenieforschung in der Tatsache, daß es keine Übereinstimmung darüber gibt, wer als Legastheniker angesprochen werden soll ... Beim Phänomen der Legasthenie jedoch gilt für jeden Untersuchenden der Grundsatz: „Wer ein Legastheniker ist, bestimme ich."

Diese Aussage läßt den Variationen breitesten Raum, denn wie kann man klären, welche Zusammenhänge zwischen Linkshändigkeit und Legasthenie über die bloßen Vorurteile hinaus vorhanden sind?
Zum Glück ist die zitierte Schlußfolgerung nicht das einzige Untersuchungsergebnis, denn Frau Schenk-Danziger bemerkt:
Wir wissen, daß die Legasthenie besonders häufig in Verbindung mit Linkshändigkeit und Dominanzstörungen auftritt.
Es ist also nicht die Linkshändigkeit an sich, die die Störung des Schreibens und Lesens verursacht, sondern Dominanzprobleme sind dafür verantwortlich. Das heißt, daß die Abstimmung zwischen den beiden Hirnhälften nicht immer einwandfrei funktioniert, denn

bei einer gekreuzten Dominanz entstehen Differenzen zwischen der optischen Wahrnehmung und der schriftlichen Äußerung. Leicht vorzustellen, daß bei einer linksseitig beherrschten Hand und einem rechtsseitig beherrschten Auge Schwierigkeiten auftreten, die sich zum Beispiel als Lese- und Rechtschreibschwäche äußern können, aber nicht müssen, weil im konkreten Einzelfall sicherlich noch eine ganze Menge anderer Ursachen mit hineinspielen.
Ebenfalls auf der Grundlage des Dominanzproblems basieren vermutlich die verschiedensten Sprachstörungen, die auch immer wieder in Zusammenhang mit der Linkshändigkeit genannt werden. Die Umerziehung von Linkshändern zu Pseudorechtshändern – ein allgemein gebräuchlicher Ausdruck – spielt dabei eine große Rolle. Untersuchungsergebnisse bestätigen die Theorie, daß die zwangsweise Verlagerung der Hauptaufgaben auf die andere Hirnhälfte für die Sprachstörungen maßgeblich verantwortlich zu machen ist.

Allgemein läßt sich aber feststellen, daß die Unsicherheit beim Sprechen, Schreiben und Lesen und die daraus resultierende Verhaltensstörung oft in Zusammenhang mit der Linkshändigkeit gebracht wird. Wenn überhaupt, dann besteht dieser jedoch nur indirekt, weil einwandfrei das „Dominanzproblem”, dem die nicht extremen Linkshänder verstärkt ausgesetzt sind, als Ursache so mancher Störung ausgemacht werden kann. Probleme treten erfahrungsgemäß dann erst verstärkt auf, wenn ein Linkshänder auf Rechts umgestellt worden ist. Die Fachliteratur bringt überzeugende Beispiele dafür.

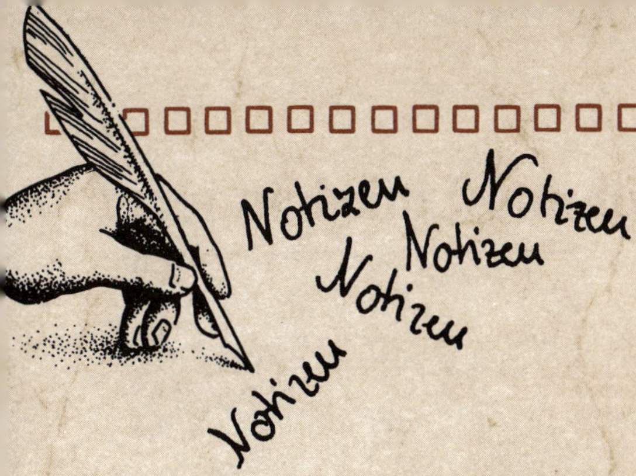
Notizen
Notizen
Notizen
Notizen
Notizen

Berühmte Linkshänder

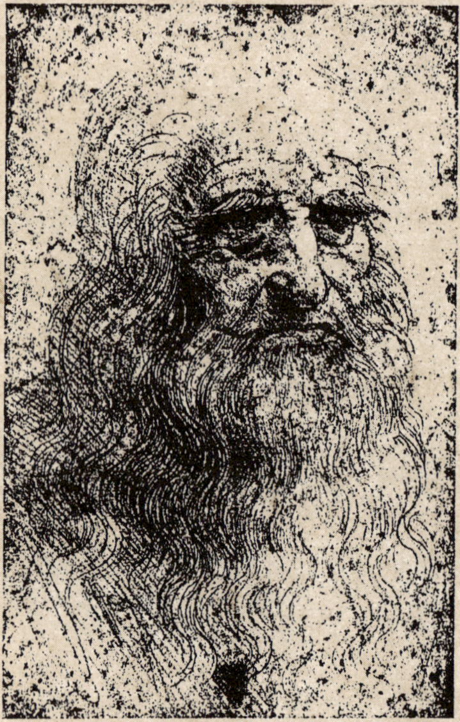

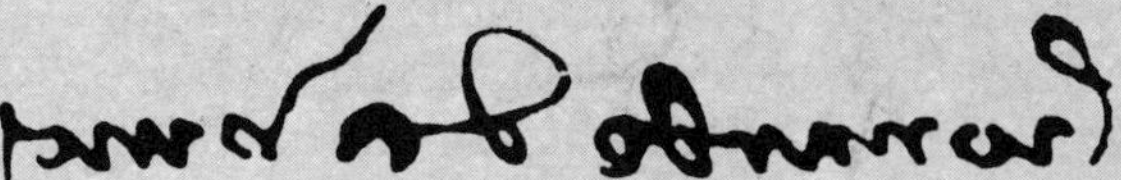

Schrieb in Spiegelschrift: Linkshänder Leonardo da Vinci, „Selbstbildnis", um 1512–1515, Turin, Kgl. Bibliothek

Linkshändige Künstler sind aus der Kulturgeschichte nicht wegzudenken. Einer der berühmtesten ist Leonardo da Vinci, der nahezu ausschließlich in Spiegelschrift schrieb – manche Betrachter nehmen heute noch an, es sei eine Geheimschrift. Der Kunstkritiker Morelli konnte bereits im letzten Jahrhundert Fälschungen der Gemälde da Vincis daran erkennen, daß die Strichzüge nicht wie im Original von links nach rechts, sondern von rechts nach links verliefen. Seine Linkshändigkeit war offensichtlich – an einigen seiner technischen Konstruktionen hat er Bedienungshebel angebracht, die für Rechtshänder ungeeignet sind.

Nicht immer ist die Zuordnung so einfach und so klar wie bei Leonardo da Vinci. Viele „pseudorechtshändige" Künstler können aus naheliegenden Gründen nicht mehr nachträglich als Linkshänder identifiziert werden. Trotzdem nennt E. Kobler in seinem Buch „Der Weg des Menschen vom Links- zum Rechtshänder" noch eine ganze Anzahl von Persönlichkeiten, die zumindest linkshändig veranlagt waren, ohne allerdings seine Annahme in jedem Fall klar zu begründen.

- Michelangelo soll alle seine Kunstwerke mit der linken Hand geschaffen haben.
- Johann Wolfgang von Goethe wird nicht nur bei Kobler als Linkshänder bezeichnet.
- Nietzsche, Andersen, Uhland und Heine ließen sich wenigstens in diesem Punkt vergleichen.
- Die Maler Menzel, Holbein, Lenbach, Hummel und die Bildhauer Begas und Schwanthaler ordnete Kobler als Linkshänder ein.
- Unter den Komponisten wird immer wieder Ludwig van Beethoven genannt, während Robert Schumann laut Kobler nur deshalb Linkshänder sein soll, weil er auf den Bildern „mit der Linken den Kopf stützt".

Damit endet die Liste Koblers. Der Graphiker und Bildhauer Pablo Picasso, einer der bedeutendsten Künstler des 20. Jahrhunderts, fand keine Berücksichtigung mehr. Andere Autoren nennen noch zusätzlich die Maler Peter Paul Rubens und Paul Klee, den Komponisten Johann Sebastian Bach, Napoleon, die „Göttliche" Greta Garbo und Jeanne D'Arc.
Aus neuerer Zeit wären Shirley McLaine und der Fußballstar Diego Maradonna noch zu erwähnen.
Charley Spencer (Chaplin) war ebenfalls Linkshänder. Er ließ sich extra eine Geige für Linkshänder anfertigen, damit er seine musikalischen Fähigkeiten im Film besser zur Wirkung bringen könnte. Ein anderer Musiker einer späteren Generation ließ sich seine Gitarre andersherum besaiten, damit er ungehindert komponieren und spielen konnte: Paul McCartney. Als die Beatles noch in den zweitklassigen Kneipen Liverpools und dann im Hamburger Star-Club auf der Reeperbahn auftraten, machte die Linkshänderin Norma Jean Baker nicht nur die Männer in ihren Filmen verrückt. Unter dem Namen Marilyn Monroe blieb sie auch nach ihrem tragischen Ende unvergeßlich.

Das beste Beispiel dafür, daß das Überwiegen der linken Seite nicht zwangsläufig mit „linker Gesinnung" zu tun hat, ist der Ministerpräsident von Bayern, Franz Josef Strauß. Von ihm wird gesagt, er würde auch als „Pseudorechtshänder" seine linke Hand noch zu vielen Tätigkeiten heranziehen. Auch bei den ehemaligen US-Präsidenten Harry S. Truman und Gerold Ford war die Linkshändigkeit offensichtlich. Die Liste der linksseitig stärkeren Menschen ließe sich mit vielen anderen Namen fortsetzen, ob nun mit den bereits erwähnten Tennisspielern Connors, McEnroe oder Martina Navratilova oder mit den Fußballstars Overath oder Littbarski – sie alle sind Beispiele dafür, daß man es auch als Linkshänder „weit bringen" kann. Sie alle widerlegen das Argument, daß eine generelle Zwangsumstellung anzuraten sei, weil sonst im Leben immer Schwierigkeiten auftreten würden. Wie sagte doch der staunende Postbeamte bei uns im Dorf neulich so schön, als er sah, daß ich den Scheck mit links unterschrieb: „Es ist nicht gut, wenn man sich gegen die Mehrheit stellt!" . . .

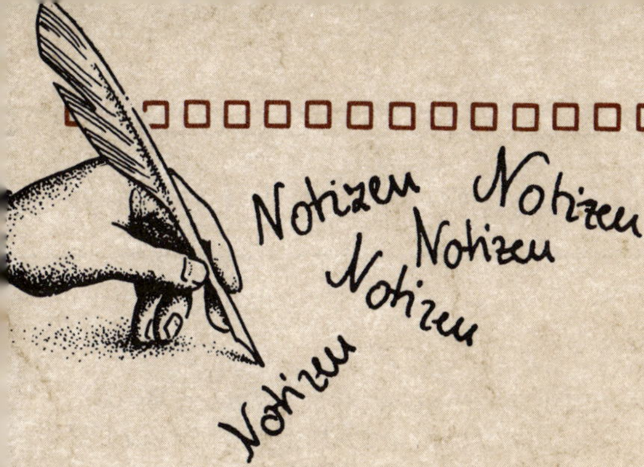
Notizen
Notizen
Notizen
Notizen
Notizen

Sprichworte, Aberglauben

Die Grenzen zwischen altüberlieferten Weisheiten, Sprichworten und Aberglauben sind oftmals nicht zu erkennen. Offensichtlich ist aber die Bedeutung, die die linke Seite im Aberglauben hat. Manches, was wir im Sprachgebrauch mit „links" und „rechts" in Zusammenhang bringen, stammt aus abergläubiger Frühzeit, darum ist uns der Ursprung heute nicht mehr bewußt.
Der Tagesablauf ist angefüllt mit Begebenheiten, die wir mit Sprichworten verbinden. Über jemanden, der den ganzen Tag über mißgelaunt ist, heißt es, „daß er wohl mit dem linken Bein zuerst aus dem Bett aufgestanden sei". Aber nicht genug – am Vormittag ist man vielleicht noch unausgeschlafen und stellt sich bei der Arbeit ganz ungeschickt an. Schon sagen die Kollegen, daß man „wohl zwei linke Hände" habe.
Oder, man selbst ist gar nicht so ungeschickt, sondern bekommt heraus, daß jemand mit einem „eine linke Sache" gemacht hat. Ärgern

ist zwar erlaubt, aber es bleibt die Tatsache, daß man „gelinkt” worden ist. Das verunsichert, und man stellt sich dann ganz linkisch an.
Hier ist die angebliche Überlegenheit der rechten Seite sprichwörtlich geworden. „Links” symbolisiert das Unvollkommene, das Unzureichende, und die linke Seite trägt auch die Unzufriedenheit und Mißgelauntheit in sich. Alles in allem sollte die linke Seite nie zur aktiven Seite werden. Man sollte mit der linken Seite weder offensiv den Tag beginnen (nicht mit dem linken Bein aufstehen), noch mit ihr agieren. Dazu kommt – nach der Meinung des Volksaberglaubens – die Unzulänglichkeit und das Unglück, das an ihr haftet. Es fällt schwer, für solche Sätze, die wir oft ohne Überlegung denken oder sagen, den Auslöser zu finden. Ein gewagter Rückgriff auf die frühesten Erklärungsansätze für die Linkshändigkeit könnte ein wenig weiterführen. Da ist von der linken Seite immer als der

passiven, dunklen die Rede oder von der Seite des Gefühls. Ohne solche Zuordnung nun zu werten oder auszudifferenzieren, könnte man eventuell noch die rudimentären Ansätze einer Ur-Angst vor dem Dunklen, einer Angst vor allem, was aus dem Gefühlsbereich kommt, erkennen.
Eine Angst vor allem, was passiert, wenn das Gefühl zur aktiven, handelnden Seite wird. „Mit dem linken Bein aufstehen" heißt also, den Verstand (der ja rechts sitzen soll) nicht aktiviert, sondern nur seine Launen in Bewegung gebracht zu haben. Der Gefühlsbereich – also auch die Launen – liegen auf der dunklen, passiven, linken Seite. Die Ablehnung der Linken resultiert aus der Angst vor dem Unbekannten oder auch vor dem Unnormalen, weil man das ja nicht so gut kennt und deshalb nichts damit zu tun haben möchte.
Diese abenteuerliche Theorie würde erklären, warum die Linksseitigkeit, gerade in Gesellschaftsformen, die sehr verstandes- und somit „rechts"-beherrscht sind, über Jahrhunderte besonders heftig unterdrückt, beziehungsweise gar nicht zur Kenntnis genommen wurde und jetzt, wo sich endlich die Emanzipation der Frau vollzieht, auch die Linkshän-

der mit ihren speziellen Problemen mehr Aufmerksamkeit finden. Diese Entwicklung ist von Wissenschaftlern schon länger als „soziologische Spekulation" vorausgesehen worden. „Es könnte sein", so heißt es bei Josephine Kramer, „daß mit der Entwicklung zur partnerschaftlichen Ehe, die freilich noch auf eine Minderheit beschränkt ist und in den Gesetzen der europäischen Länder noch nicht verankert ist, die wachsende Toleranz gegenüber anlagemäßigen Linkshändern einherginge."

Diese These resultiert aus den schon einmal im geschichtlichen Zusammenhang erwähnten Untersuchungen frühgeschichtlicher Kultur auf Kreta, wo während des Matriachats Linkshändigkeit geherrscht hat. Auch dort findet sich beim Wechsel ins Patriachat die Ächtung der Linkshändigkeit.

Links ist nicht nur die minderwertige Seite oder Richtung – es ist „falsch". Ein „linksherum" angezogenes Hemd bedeutet schlicht und einfach, daß man sein Hemd falsch herum angezogen hat.

Durchgängig ist, daß die linke Seite allgemein das Unglück bringt und die rechte Seite immer für das „Gute" oder auch das Rechte steht.

Oft haben sich die Fragmente des Aberglaubens außerordentlich gut da gehalten, wo die Kirche eine besonders starke Stellung hat – sozusagen als Gegengewicht. Bei allem aufklärerischen Geist, der in der Kirche zeitweise geherrscht haben soll, darf man nicht übersehen, daß die Benutzung der linken Hand im Gottesdienst eingeschränkt war und es heute vielleicht immer noch ist.
So wurde ein Geistlicher der katholischen Kirche nach dem Verlust seines rechten Armes in den vorzeitigen Ruhestand geschickt, weil er nicht mit der linken Hand segnen durfte. Ausgeschlossen war nicht nur, daß ein Pastor die Gemeinde mit der linken Hand segnete, ausgeschlossen war auch, daß der Pastor mit der linken Hand eine Taufe vornahm, ausgeschlossen ist nach wie vor, den Bund der Ehe mit zwei linken Händen zu besiegeln (Gebet einander die rechte Hand . . .). Im Mittelalter waren die „Ehen zur linken Hand" – die sogenannten „morganatischen Ehen" – nicht standesgemäß. Die vermögens- und erbrechtliche Stellung der unebenbürtigen Frau an der linken Seite des Mannes wurde durch einen Ehevertrag festgelegt.

Noch ein Beispiel biblischer Verurteilung ist das schon angesprochene Gleichnis vom Weltengericht bei dem Evangelisten Matthäus. Bis zum heutigen Tag findet dieser mythische Glaube seinen sichtbaren Ausdruck in der Sitzordnung kleiner Dorfkirchen, dort, wo die Tradition noch sehr fest verwurzelt ist. Hier sitzen die Männer rechts und die Frauen links – gemäß der Vorstellung, daß die rechte Seite mit dem (hellen) Süden gleichzusetzen sei und das ewige Leben verheiße, während die nördliche (dunkle) linke Seite als „Sinnbild des Schlechten" den Frauen vorbehalten bleibt. Auch die Schöpfungsgeschichte der nordamerikanischen Irokesenstämme warnt vor der bösen Macht der linken Seite:

... Da nahm der Mann zwei Pfeile aus seinem Köcher und legte sie kreuzweise über den Körper des Mädchens. Als das Mädchen erwachte, fand es, daß es Zwillingen das Leben schenken sollte. Diese Zwillinge stritten schon vor ihrer Geburt miteinander. Als die Zeit kam, da sie das Licht der Welt erblicken sollten, wurde der eine Zwilling, der Der Rechtshändige genannt wurde, ganz normal geboren. Der zweite aber, der Der Linkshändige genannt wurde, war so stur und verur-

sachte seiner Mutter solche Schmerzen, daß sie bei seiner Geburt starb. Die Zwillinge begruben ihre Mutter ...

... Während die Brüder aufwuchsen, konnten sie in nichts übereinstimmen. Die Zwillinge besaßen schöpferische Kräfte und schufen viele Dinge auf der Erde. Der Rechtshändige erschuf die schönen hohen Bäume, wie Tannen und Fichten. Der Linkshändige störte das Wachstum der Bäume und machte, daß sie verkümmerten und ihre Stämme krumm und knotig wurden. Einige Schöpfungen des Rechtshändigen bedeckte er mit Dornen und giftigen Früchten.

Der Rechtshändige erschuf die Hirsche und Rehe. Der Linkshändige erschuf den Puma, der die Hirsche tötete. Der Rechtshändige erschuf noch viele andere Tiere, aber immer wieder erschuf der Linkshändige eines, das das erste zerstörte. Der Rechtshändige erschuf wunderschöne Flüsse, Quellen, klares Wasser, hohe Berge, Beeren und Früchte. Und wie immer erschuf der Linkshändige Dinge wie reißende Strömungen, giftige Wurzeln, Pflanzen und Giftschlangen. Endlich, als die Zwillinge mit der Erde fertig waren, erschuf der Rechtshändige den Menschen aus rotem Lehm. Er brachte den Menschen auf die Erde, daß dieser mit den anderen Kreaturen

leben sollte. Die Welt, die die Zwillinge erschaffen hatten, war wohl ausgewogen.
Der Streit der Zwillinge endete auch nicht, nachdem sie schon zu Männern herangewachsen waren. Sie forderten sich gegenseitig zum Kampf auf. Dieser Kampf sollte entscheiden, wer von den beiden die Erde beherrschen würde.
Sie kämpften tagelang. Am Ende siegte der rechtshändige Zwilling, der linkshändige dagegen wurde für immer von der Erde verbannt.
Diese Geschichte erklärt, weshalb jeder Mensch Gut und Böse in sich hat. Ganz gleich, wie schlecht ein Mensch werden kann, etwas Gutes ist doch immer in ihm. Und wenn ein Mensch auch noch so gut ist, so existiert doch etwas Böses in ihm. Der Rechtshändige Zwilling herrscht immer noch über die Erde und behütet die Menschen, aber die böse Macht des Linkshändigen ist in jedem Menschen vorhanden.

Viele alte Darstellungen des Satans zeigen bildlich, daß die linke Seite stets die handelnde und aktive Seite des „Bösen" sein muß, denn er fiedelt durchgängig mit links auf seiner Geige.

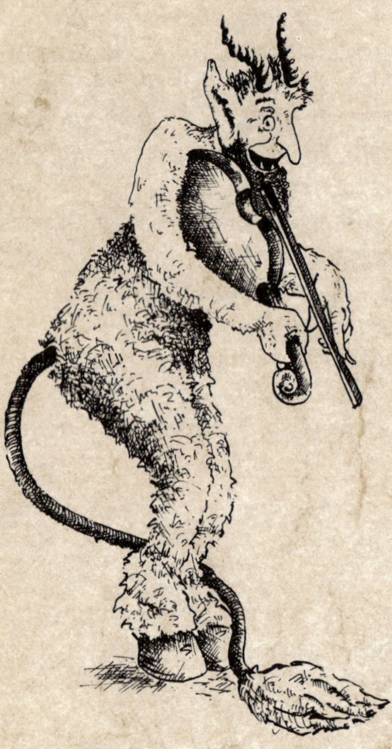

Im Linkshänder können also „satanische Kräfte" stecken – logisch, daß sich Jesu Verräter, Judas, an Gottes linker Seite aufhalten soll, während Jesus im Glaubensbekenntnis als „sitzend zur Rechten Gottes ..." dargestellt wird.
Es ist auch ausgeschlossen, um den Bereich der Kirche zu verlassen, daß jemand einen Eid mit der linken Hand schwören darf. Vor Gericht oder im Parlament bei der Vereidigung der Minister gilt die Linke als „nicht ehrhaft" – es muß ja schließlich alles mit rechten Dingen zugehen.
Leben in einem Rechtsstaat? Anstrebenswert, und doch – im doppelten Sinn des Wortes – für manchen eine Belastung, denn hier ist nicht die politische Dimension gefragt. Ich meine nicht den Rechtsstaat, der seine gegenteilige Entsprechung in einem Unrechtsstaat hätte, sondern hier steht eine Definition für das, was Millionen von Linkshändern mehr oder weniger zu spüren bekommen. Für sie geht es zu oft mit rechten Dingen zu. Vieles können sie nicht mal so eben mit links erledigen, weil es nicht rechtens wäre, oder vielleicht aus Angst davor, daß sie jemand linken könnte – mit Recht vielleicht?

Mit welcher Berechtigung?
Ist es paradox, wenn der Rechte mit dem linken Bein zuerst aus dem Bett steigt – oder wenn der Linken wieder einmal recht geschieht? Jeder kann an sich selbst überprüfen, welche Assoziationen ausgelöst werden, wenn der Rechtsanwalt plötzlich ein Linksanwalt wäre . . .
Der Volksaberglauben hat noch weitere überraschende Varianten bereit, denn in einigen Gegenden wird fest daran geglaubt, daß von „links kommende Vögel" Unheil bedeuten. Auch die Katze darf nicht von links kommen, das ist – noch dazu wenn sie schwarz ist – ein sicherer Vorbote für kommendes Unheil. Wieder findet sich hier die oben erwähnte Verknüpfung von schwarz + Aktivität der linken Seite.
Das unterstützen auch heute noch Eltern, die ihren Sprößlingen mit Ausdrücken wie „schiaches Handi", „Pfui Handi", „Kaka-Handi", „schlechtes Händchen" oder „A-A-Hand" den Gebrauch der linken Hand von vornherein abgewöhnen wollen und dabei eigentlich nichts anderes weitergeben als den Aberglauben ihrer Eltern und Großeltern.

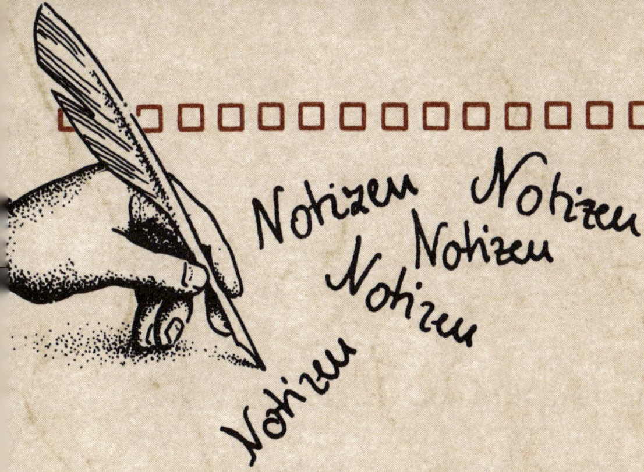
Notizen
Notizen
Notizen
Notizen
Notizen

Linkshändigkeit und Schule

Auch heute gibt es noch Lehrer, die ihre Schüler zwingen, mit der rechten Hand das Schreiben zu erlernen. Entweder haben sie das „schon immer” so gemacht, oder sie tun es „zum Vorteil” für die Kinder, wie sie meinen. Nicht selten finden sie die Unterstützung der Eltern. Sie haben da völlig freie Hand. Das Wohl und Wehe des Kindes liegt im Ermessen des Lehreres. Doch oft programmieren sie mit der gezwungenen Umstellung eines absolut linksseitig veranlagten Schulanfängers ein späteres Versagen – nicht nur in der Schule.

Während früher die Linkshändigkeit einfach nicht zu existieren hatte – Meyers Konversationslexikon von 1889 führt diesen Begriff nicht – ist heute zwar überall anerkannt, daß es Menschen gibt, die links ihre „stärkere Seite” haben, aber in Pädagogenkreisen herrscht weitgehende Unsicherheit im Umgang mit Linkshändern. Viele Lehrer sehen zwar inzwischen ein, daß eine Umstellung

nicht anzuraten ist, aber ihnen fehlt in der Mehrzahl jegliches Fachwissen im Umgang mit den Eigenheiten linkshändiger Kinder.
Die Schüler scheitern nicht primär an den Schwierigkeiten beim linkshändigen Schreiben, sondern an der Unfähigkeit ihrer Lehrer, denn weder der Studiengang noch die Ausbildungsseminare sehen eine Beschäftigung mit der Schulung von Linkshändern vor.
Lehrer, die Kinder umstellen, machen es sich einfach. Sie normieren alle Schüler, machen sie gleich und negieren damit das Vorhandensein unterschiedlicher Persönlichkeitsstrukturen. Sicherlich haben sie zahlreiche „Umerziehungsversuche" während ihrer eigenen Schullaufbahn beobachten können und betrachten es immer noch als „normal", daß alle Kinder das „gute Händchen" nehmen, wenn sie die ersten Buchstaben in ihr Heft malen.
Die Methoden, mit denen Kinder vom linkshändigen Schreiben abgehalten werden, sind vielfältig und meistens grausam. Generationen

von Lehrern haben da ein beachtliches Repertoire entwickelt und je nach Zeitgeist und pädagogischem Niveau verschiedene (Zwangs-) Maßnahmen perfektioniert, mit denen eine persönlichkeitsgemäße Schreibweise zielsicher verhindert werden kann.
Die Aufforderung, doch das „schöne Händchen" zum Malen zu nehmen, ist auch heute noch in Vorschulen und Kindergärten zu hören und der Beginn einer Reihe von untauglichen Maßnahmen, mit denen Linkshänder zu allen Schulzeiten konfrontiert worden sind. Hier wird – zwar nach außen sanft, aber doch konsequent – auf das Kind eingewirkt. Eines kommt zu der fachlichen Unsicherheit noch hinzu: Die meisten (rechtshändigen) Lehrer sind nicht in der Lage, ihren linkshändigen Schülern eine einigermaßen akzeptable Schreibhaltung zu vermitteln. Aber gerade die Linkshänder haben wegen der für sie nicht besonders geeigneten Schrift eine besondere Betreuung in der Lernphase nötig.
Die nächste Methode nimmt dem Lehrer eine Menge Arbeit ab. Er bindet seinem Schüler ein Band um die „falsche" Hand und brandmarkt sie damit deutlich in den Augen des Schülers. Zugleich spornt er die Klasse an,

das Schreiben des Mitschülers zu beobachten und jede „Abweichung” sofort zu melden. Einige Linkshänder berichten auch über eine Variante dieser Methode, denn bei ihnen hat der Lehrer, damit niemand mehr extra auf den „Abweichler” aufpassen muß, den linken Arm auf den Rücken festgebunden. Die Fessel bringt dem Schüler schnell bei, was es heißt, anders zu sein. Darüber hinaus hatte er die oft lachenden und hänselnden Mitschüler zu ertragen, die sich der Rückendeckung des Lehrers sicher sein konnten.
Damit war das Repertoire noch nicht erschöpft. Sollte es doch einmal vorgekommen sein, daß jemand seine Hausaufgaben gegen die Anordnung des Lehrers oder der Lehrerin mit der linken Hand erledigte, dann wurde das Heft vor der Klasse hochgehalten und zerrissen und die Aufgaben mußten noch einmal mit der rechten Hand erledigt werden. Hatte ein Linkshänder immer noch nicht aufgegeben, dann rundeten Schläge auf die linke Hand die Erziehung zur Rechtshändigkeit ab.

Dieses breite Spektrum an ungeeigneten Zwangsmaßnahmen verschwindet heute nach und nach aus den Schulen. Aber auch

jetzt bestätigen Ausnahmen immer noch die Regel, weil die Lehrer vielfach mit der Unterstützung der Eltern rechnen können, die ihrem Kind teilweise schon im Vorschulalter die Benutzung der linken Hand erschwert oder sogar unmöglich gemacht haben. Es sind nicht nur Lehrer, die den Kleinen den Start mit der linken Hand verleiden wollen, denn noch heute gibt es Kinderärzte, die den ratsuchenden Eltern nahelegen, während des Schreiblernvorgangs die linke Hand einzugipsen(!).
Inzwischen sind sich die Fachleute einig, daß von der „Regelumstellung" schnellstens Abschied genommen werden muß. Gerade die „überwiegenden Linkshänder", die nach außen scheinbar nur leicht zur Linkshändigkeit tendieren, müssen in ihrer persönlichen Wahl der Hände bestärkt werden, weil bei ihnen die Gefahr besteht, daß die Zwangsumstellung das „Durcheinander" (siehe Seite 50) nur noch fördert.
Moderne Pädagogen müssen, spätestens wenn das Kind in den Kindergarten oder die Vorschule kommt, besser noch vorher, weil die Wahl der Hände dort meistens schon getroffen worden ist, gemeinsam mit den Eltern den Linkshänder optimal fördern. Dazu gehört,

daß der Lehrer über die Möglichkeit eines Tests für die Händigkeit (siehe Kap. „Bedingungen”) Bescheid weiß, um sicher festzustellen, ob das angemeldete Kind Links- oder Rechtshänder ist. Diese Kenntnisse sind eine Grundvoraussetzung für den Unterricht in der Primarstufe. Außerdem müssen sie in der Lage sein, dem linkshändigen Kind seine Schreibhaltung beizubringen, und es auch gegebenenfalls fachgerecht korrigieren, weil die Erlaubnis zum linkshändigen Schreiben nicht genügt, sondern gerade bei Linkshändern an einer optimalen Schreibhaltung gearbeitet werden muß.
Ich erinnere mich noch gut an meine Tränen, als die Klasse die ersten Schreibversuche mit dem Bleistift beendet hatte und nun auf den Füller überwechseln durfte. Meine Schreibhaltung ließ mich die gerade geschriebene Zeile immer wieder überwischen und verschmieren.
Man geht dem Problem heute mit Kugelschreibern und anderen Stiften aus dem Weg, löst es damit aber nicht. Auch für Linkshänder ist es möglich, eine relativ unverkrampfte Schreibhaltung zu erlernen, die für Füllfederhalter geeignet ist. Das kostet zwar viel Zeit

und Mühe, da unsere Schrift für Rechtshänder erdacht worden ist, die Mühe wird sich mit Sicherheit aber auszahlen und auch das Vorurteil widerlegen, daß man einen Linkshänder immer an einer „nach links kippenden Schrift" erkennen könnte.

Zu einer vorteilhaften Schreibhaltung gehört, das Blatt links neben die Körpermitte zu legen, damit ein Anpressen des Ellenbogens vermieden wird. Auf genügend Abstand vom Körper ist zu achten, um ein „hakenförmiges Schreiben" (Zeichnung 1) zu verhindern. Die linke Hand muß unterhalb der Zeile bleiben, weil der Text sonst überschattet oder verwischt wird. Das Ende des Stiftes soll auf die linke Schulter gerichtet sein.

Eine korrekte und einigermaßen entspannte Handhaltung hat großen Einfluß auf die Freude am Schreiben und damit auch auf die schulischen Leistungen.

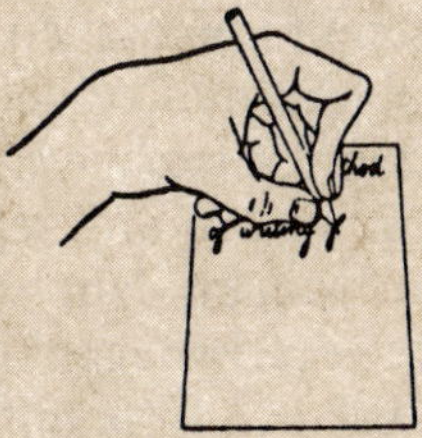

Zeichnung 1: Verkrampfte Handhaltung – typisch für Linkshänder, die der feuchten Tinte ausweichen wollten.

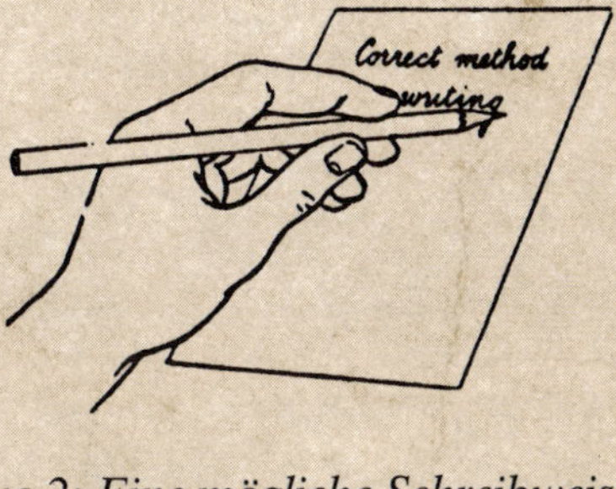

Zeichnung 2: Eine mögliche Schreibweise ist diese Handhaltung, bei der die Hand auf dem Tisch liegt, aber trotzdem die Tinte nicht verwischt wird.

Mit den schulischen Leistungen von Linkshändern ist es ohnehin „so eine Sache". Nicht zu unrecht wird ihnen nachgesagt, oft sehr intelligent zu sein und überdurchschnittliche Leistungen zu erbringen. Nur wird dann häufig die andere Seite verschwiegen, oder bewußt vergessen, daß es auch viele unterdurchschnittliche Schüler gibt, die Linkshänder sind. Es lohnt sich, einen Blick auf die Ergebnisse einer Untersuchung von 2934 Schulkindern und 460 Schulabgängern zu werfen, die H. Wegener 1949 in Kiel vorgenommen hat. Obwohl er nicht zwischen Linkshändern und Pseudorechtshändern unterschied und damit keine ganz exakten Zahlen erhalten konnte, läßt sich ein Trend ablesen:

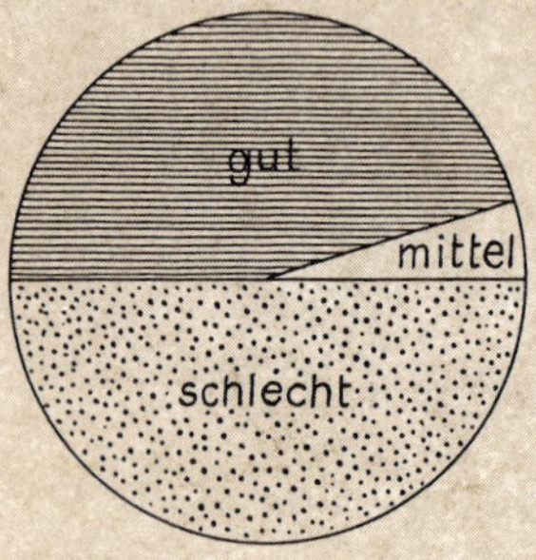

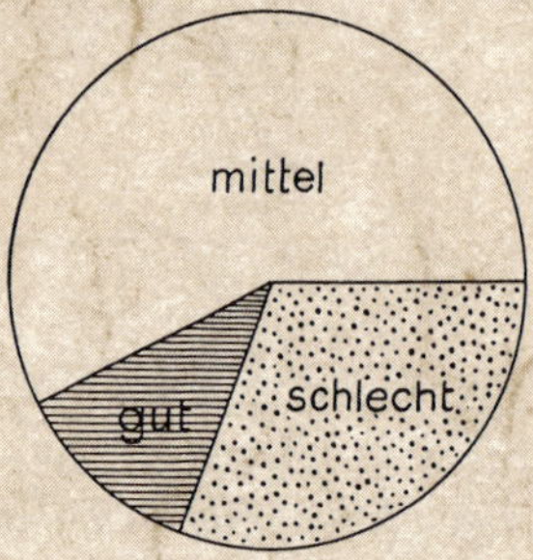

Bei den Rechts- und Linkshändern ist nach Wegener die Leistungsfähigkeit ganz anders verteilt. Das breite Mittelfeld der Rechtshänder fehlt bei den Linkshändern nahezu völlig und ist zwischen „Gut-" und „Schlecht"-Anteil aufgespalten. Die linkshändig veranlagten Menschen heben sich also prozentual tatsächlich eindrucksvoll aus dem Mittelmaß heraus. Der relativ große Anteil von Schülern, deren Schulleistungen als „schlecht" eingestuft worden sind, ist auch darauf zurückzuführen, daß viele von ihnen durch ihre Umwelt immer wieder gehemmt wurden und daher verstärkt zum Versagen in der Schule neigten. „Es ist daher nicht zu verwunden", schreibt Josephine Kramer, „wenn der zarte, sensible Linkshänder kontaktscheu und ängstlich, der massive aggressiv und bockig wird." Durch den als Bedrohung erlebten Eingriff seiner Umgebung zieht sich der „sensible Typ" zurück, aber der „massive Typ" versucht, seine Umgebung durch überdurchschnittliche Leistungen auf sich aufmerksam zu machen, denn beide leiden unter Minderwertigkeitskomplexen, die auf eine persönlichkeitgemäße Art kompensiert werden müssen.

Linkshänder in der Schule sind also fast durchweg „Ausnahmeschüler”, die sich oft außerhalb der Norm befinden, entweder durch Leistungen über oder unter dem Klassendurchschnitt oder durch die Ausnahmestellung, die sie in den ersten Grundschuljahren während des Erlernens von Lesen und Schreiben einnehmen.

Die Forderung, daß jeder Schüler mit links schreiben lernen soll, wenn er Linkshänder ist, wäre an sich eine Selbstverständlichkeit. Daraus kann sich aber auch eine interessante Konsequenz ergeben, deren Auswirkungen niemand bisher richtig bedacht zu haben scheint: Aus einem linksschreibenden Schüler kann ein linksschreibender Student und aus ihm dann auch eventuell ein linksschreibender Lehrer werden. Darf er dann für sich das gleiche Recht wie seine rechtshändigen Kollegen beanspruchen und mit seiner starken – also linken – Hand den Kindern das Schreiben beibringen? Wird den rechtshändigen Kindern dann auch einmal jene Transferleistung zugemutet, die ein Linkshänder ständig leisten muß, oder muß sich der linkshändige Lehrer spätestens im Referendariat dem Druck der

rechtshändigen Mehrheit im Klassen- und Lehrerzimmer beugen?
Die Umschulung von Linkshändern zu „Pseudorechtshändern" ist nach Ansicht von Experten der „maximale unblutige Angriff auf das Gehirn, der möglich ist". Nach der Umschulung bleibt die rechte Gehirnhälfte dominant, während die linke überlastet ist. Das führt fast zwangsläufig zu einer Störung der Übermittlungsprozesse mit den vielfältigsten Folgen für den Betroffenen. Das Brechen der linken „Vorherrschaft" klassifizieren Wissenschaftler inzwischen als Gehirnschädigung, die dem Linkshänder zugefügt und manifestiert wird.
Nun wäre es zwar mühsam, aber für den Pseudorechtshänder vielleicht sinnvoll, wenn er dem Druck von Eltern und Lehrern nicht mehr ausgesetzt ist, sich einfach wieder an das linkshändige Schreiben zu gewöhnen und nach einiger Übergangszeit die rechte Vergewaltigung zu vergessen. Leider ist die Sache nicht so einfach, wie sie klingt. Fachleute warnen sogar davor, denn die rein mechanische Rückschulung allein reicht längst nicht aus.
„Zwar hat die Wiederbenutzung der ursprünglich dominanten Hand", so die Diplompsychologin Dr. Barbara Sattler – selbst Pseudorechts-

händerin – „in uns bekannten Fällen zum Rückgang mancher Symptome geführt, ersetzt aber keine gezielte therapeutische Behandlung und ist in vielen Fällen weder praktikabel noch empfehlenswert." Frau Sattler, die über die Linkshändigkeit promovierte, nennt als Haupthinderungsgründe unter anderem den Ausdruck und die Schnelligkeit der Schrift und weist auf „eingeprägte Geschicklichkeitsmechanismen" hin, die besonders bei eingeübten Abläufen einer Rückschulung im Weg stehen könnten. Es sei aber möglich, die häufig auftretenden sekundären Umschulungsfolgen zu therapieren. Die Münchner Psychologin nennt Minderwertigkeitsgefühle, Vermeidungsreaktionen, Hemmungen, Rückzugstendenzen und Depressionen, die aus der falschen Verarbeitung von Umschulungsfolgen resultieren können. Als direkte Konsequenz einer Umschulung sind Gedächtnis-, Konzentrations- und Leistungsstörungen, Stottern und motorische Störungen nicht selten. Umgestellte Linkshänder verwenden etwa 30% ihrer Kräfte nur allein darauf, mit den künstlich erzeugten Behinderungen fertig zu werden.

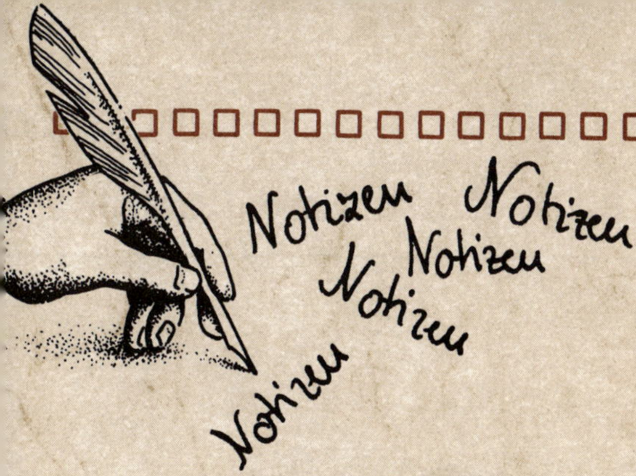
Notizen
Notizen
Notizen
Notizen
Notizen

Extra für den Linkshänder

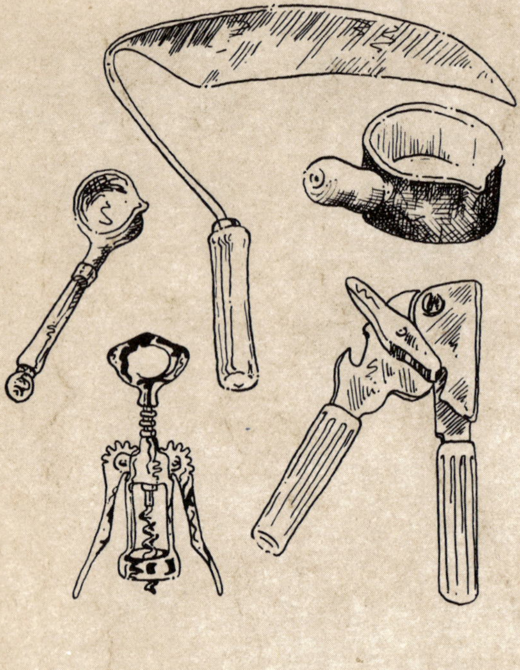

In den letzten Jahren hat sich auch der Fachhandel auf die Bedürfnisse der Linkshänder eingestellt. Es ist verhältnismäßig einfach, die „Grundausstattung" – also Füller, Schere, Lineal und Messer – preisgünstig zu erwerben. Dabei kommt den bisher existierenden Spezialläden für Linkshänder eine besondere Bedeutung zu. Sie haben sich nämlich auf die Konzeption und den Vertrieb von Linkshandproduktion spezialisiert. Zwar legen inzwischen auch große Industrieunternehmen Sonderserien auf und führen Scheren oder Füller für den Linkshänder, aber ein umfassendes Angebot findet man bisher nur in diesen speziellen Läden. Zur Entwicklung und Herstellung neuer Produkte gibt es Umfragen, in denen die potentiellen Käufer ihre Wünsche äußern. Dadurch können die Händler größere Stückzahlen in Auftrag geben, was wiederum kleinere Preise für die Linkshänder zur Folge hat (Adressen im Anhang).

Auf der hannoverschen Messe „Ifa" (1984) offenbarte eine Umfrage unter den linkshändigen Besuchern den Anbietern neue Marktlücken. Dabei wurden neben den oft benötigten und vermißten Produkten, wie den bereits genannten, auch zum Beispiel Wünsche nach einer Kamera für Linkshänder (Auslöser ist rechts) artikuliert.
Doch solche Sonderwünsche nach einem besonders gestalteten Fotoapparat oder einer Filmkamera nicht nur für Linkshänder, sondern auch für linksäugig veranlagte Rechtshänder, werden sich sicherlich nicht so einfach realisieren lassen. Auch bei großer Stückzahl verursachen Linkshänderprodukte angeblich größere Herstellungskosten.
Nicht alle Produkte, die in Linkshänderläden oder anderswo angeboten werden, sind auch wirklich für den Linkshänder geeignet. Das hängt einerseits mit der Ausprägung der Händigkeit und andererseits mit dem eingeübten Tätigkeitsablauf zusammen. Während zum Beispiel der eine (Ober, Barmixer usw.) den Umgang mit einem Korkenzieher für Linkshänder nicht missen mag und sich recht ungeschickt anstellt, wenn er ein Rechtshänder-Gerät benutzen soll, hält ein anderer Linkshän-

der so ein Gerät für überflüssig, weil er es von Anfang an gelernt hat, den Korken mit rechts herauszuziehen und keine Schwierigkeiten dabei entdecken kann.

Oft spielt es eine Rolle, daß man sich nicht mehr umstellen will, „weil man es ja schon immer so gemacht hat", oft ist es aber auch Unwissen, daß es überhaupt eine andere Möglichkeit gibt. Mir ist es bisher so gegangen, daß mit jedem Linkshänder-Artikel auch ein Stück Erleichterung in unseren Haushalt kam und ich ihn schon nach kurzer Zeit nicht mehr missen mochte. Allerdings ist es immer so gewesen, daß ich mich stets daran orientiert habe, was ich vermisse und welche Tätigkeit ich vereinfachen möchte, um mich dann im entsprechenden Fachgeschäft zu erkundigen. Es ist nicht unbedingt ratsam, einem Linkshänder einen speziell für ihn gefertigten Artikel zu schenken. Jeder muß selbst den Umgang mit den Produkten lernen und erlernen wollen.

Die Grundausstattung

An dieser Stelle sollen einige Dinge des täglichen Bedarfs vorgestellt werden, bei denen es schon wichtig ist, daß sie auf die besonderen Fähigkeiten und Eigenheiten des Linkshänders abgestimmt sind.

Der Füller:
Manchmal ist das Erlernen der Schriftsprache die erste Begegnung mit der eigenen Andersartigkeit. Deshalb muß bei der Auswahl eines geeigneten Schreibgerätes besondere Sorgfalt herrschen.
Seit einigen Jahren gibt es Schulfüller, die die Griffmulde links haben und deshalb für Linkshänder besonders zu empfehlen sind. Außerdem sollte die Feder zur linken Seite hin abgeschrägt sein, um so ein reibungsloses Schreibenlernen zu ermöglichen. Der Füller muß den speziellen Bedürfnissen eines Linkshänders angepaßt sein.
Leider reagiert die Industrie nur mit Verzögerung auf die Wünsche der Kunden. Das höchste der Gefühle ist in manchen Produktpaletten der neutrale Füller ohne Griffzone und ohne eine nach der Seite abgeschrägte Feder.

Es gibt den Schulfüller schon relativ preiswert. In der gehobenen Preisklasse tun sich nach wie vor große Lücken auf, hier findet die Linkshändigkeit wie so oft „fast nicht statt".

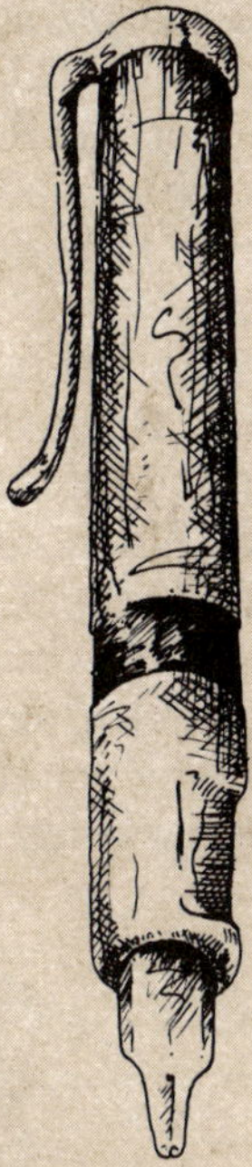

Die Schere:
Ob Küchenschere, Papierschere, Gartenschere, Allzweckschere oder Spezialschere für den Beruf (wie Friseurscheren), sie alle gibt es inzwischen auch für den Linkshänder. Dabei ist der Käufer nicht mehr unbedingt auf die Linkshänderläden angewiesen, er kann seinen Bedarf auch im normalen Einzelhandel decken. Gerade am Beispiel Schere zeigt sich, daß die steigende Nachfrage auch ein größeres Angebot hervorbringt. Eine der ersten Dinge, die drücken, sind die „Ohren" der Schere nach dem Schneiden mit einer „normalen" Schere, denn wie viele Rechtshandprodukte sind die Scheren für den linkshändigen Dauergebrauch ungeeignet. Unbedingt empfehlenswert ist die Anschaffung von Linkshandscheren für Kindergarten und Schule, damit im Werkunterricht oder im textilen Gestalten Druckstellen und falsche Schnittflächen von vornherein vermieden werden.

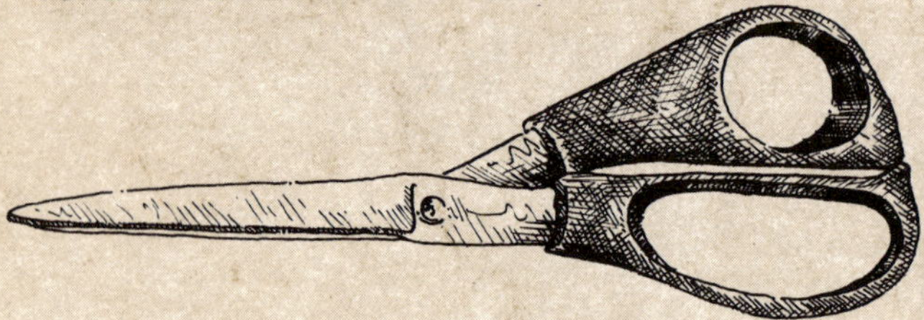

Auch Linkshänder in speziellen Berufssparten, die täglich viele Stunden mit einer Schere umgehen müssen, können inzwischen oftmals auf Produkte zurückgreifen, die für sie gemacht worden sind. Scheren zählen übrigens auch zu den einzigen Gebrauchsgegenständen für Linkshänder, die sich als Geschenk anbieten. Aus eigener Erfahrung weiß ich, daß man mit diesem Geschenk viel Freude machen kann.

Messer:
Im Bereich der Messer sieht die Sache schon wieder ganz anders aus. Hier muß jeder im Einzelfall testen, ob ihm ein Gerät mit dem Schliff „andersherum" liegt oder ob er sich der Ausgabe für Rechtshänder weiterhin gewachsen fühlt. Sicherlich bietet ein Messer keine unüberwindlichen Schwierigkeiten, aber ein geeignetes Gerät trägt doch zur Sicherheit im Haushalt und am Arbeitsplatz bei.
Wenn man sich selbst auch schon nicht mehr umstellen mag, so sollte man doch bei den Kindern darauf achten, daß sie ihre ersten Brotscheiben mit einem geeigneten Messer abschneiden. Die Frage einer Verwendung von Linkshändermessern stellt sich meist nur bei

Klingen mit einseitigem Schliff. Die Messer, die zum Eßbesteck gehören, sind in der Regel beidhändig benutzbar.

Lineal:
Das Lineal für Linkshänder ist eine sinnvolle Errungenschaft nicht nur für die ersten Unterstreichungen im Schulunterricht, es bewährt sich auch im späteren Berufsleben. Da die Linkshänder meist von rechts nach links unterstreichen, müssen sie die Zentimetereinteilung eines üblichen Lineals ständig „verkehrtherum" benutzen. Sie subtrahieren die Einheiten, statt sie einfach nur zusammenzuaddieren. Ein Linkshänderlineal, dessen Skala spiegelverkehrt angeordnet ist, schafft diese Probleme aus der Welt.

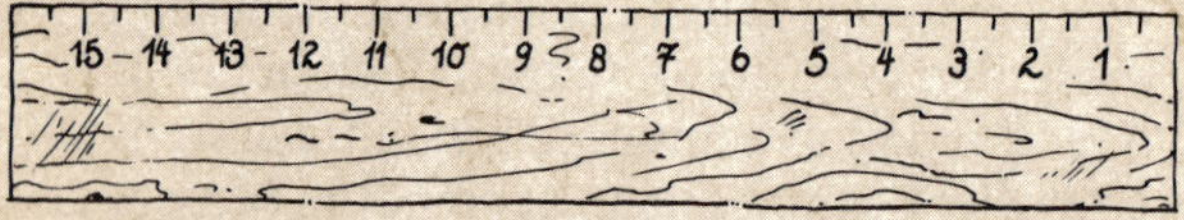

Auch das Lineal gehört mit in die Federtasche eines linkshändigen Grundschülers. Eine sinnvolle und konsequente Weiterentwicklung wäre eigentlich noch ein Geodreieck für den Gebrauch mit der linken Hand. Hier sind aber wieder einmal die Lehrer gefordert, ihren Schülern den Umgang mit solchen Materialien vorzuschlagen und sie im Umgewöhnungsprozeß zu unterstützen.

Damit sollte der „Grundbedarf" zunächst einmal abgedeckt sein. Es steht außer Frage, daß für die linkshändige Hausfrau oder den linkshändigen Hausmann sicherlich ein spezieller Dosenöffner sowie Kartoffelschäler sinnvoll wäre. Vielleicht können sie auch nicht auf einen Saucenschöpfer oder eine Stielkasserolle mit dem Ausgießer auf der anderen Seite verzichten. Möglicherweise tun Eltern ihren Kinden einen Gefallen, wenn sie ihnen einen speziellen Bleistiftanspitzer besorgen, oder sie erweisen sich ihren linkshändigen Freunden gegenüber als aufmerksame Gastgeber und schaffen nicht nur für den Eigenbedarf ein

Linkshänderbesteck an, wobei – wenn man sich schon solche Gedanken macht – auch ein Fischbesteck mit eingeplant werden könnte. Schwierigkeiten gibt es – wie schon gesagt – in vielen Bereichen, doch meine ich, daß zunächst einmal die Grundausstattung wichtig ist und alle weitergehenden Anschaffungen eine von Fall zu Fall unterschiedliche Wichtigkeit besitzen, ohne daß an dieser Stelle allgemeine Empfehlungen gegeben werden sollten.
Noch ein Rat:
Unbedingt wichtig ist die Information im nächsten Linkshänderladen, denn dort weiß man, wo es zum Beispiel Zeichenbretter für Architekten, Friseurbedarf oder andere berufsbezogene Utensilien gibt. Leider besteht noch kein enges Netz von Läden, aber es ist ein Anfang gemacht, damit zukünftig linksseitig orientierten Menschen gezielt geholfen werden kann.

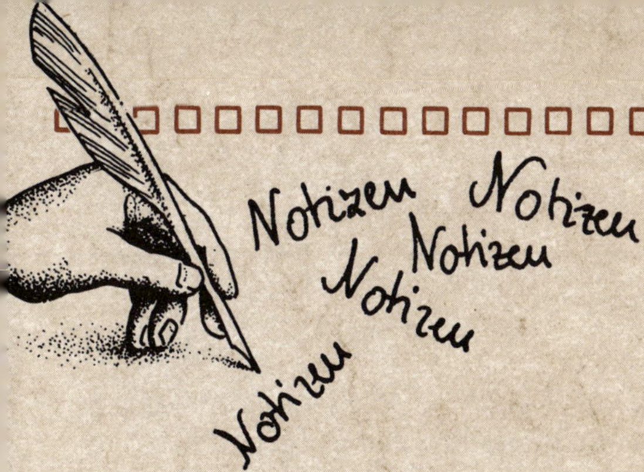
Notizen
Notizen
Notizen
Notizen
Notizen

Was ist anders?

Auch wenn es viele Rechtshänder nicht akzeptieren wollen: Die Probleme ergeben sich nicht nur aus der mangelnden Bereitschaft der Linkshänder, sich mit den bestehenden Verhältnissen abzufinden. Sie werden immer Schwierigkeiten haben, weil viele Tätigkeiten einfach ihrer Motorik zuwiderlaufen und deshalb nur mit einem erhöhten Aufwand an Nerven- und Muskelkraft bewältigt werden können. Oft macht sich dieser Mehraufwand nicht einmal bemerkbar – vielleicht läßt nur die Konzentration schneller nach bzw. die Ermüdung setzt schneller ein. Das sind alles Dinge, die ein Linkshänder „wegstecken" muß, ohne daß es für ihn in einer rechtshändig dominierten Gesellschaft eine Alternative gibt. Dazu kommt die psychische Belastung, das „Anders sein" immer wieder gegenüber oft überheblichen Rechtshändern rechtfertigen zu müssen.
Vor dem Schaufenster eines Linkshänderladens gibt es oft Lachen und Kopfschütteln,

und es fällt nicht selten die Bemerkung, „daß die sich nicht so anstellen sollen". Nicht so anstellen – in einer Gesellschaft, die nahezu ausschließlich auf den Rechtshänder zugeschnitten ist! Dahinter steht die Forderung, sich doch normgerecht zu verhalten und gefälligst mit den Gegebenheiten zufrieden zu sein.
Die Präferenz der linken Hand ist bei mindestens einem Viertel der Bevölkerung eine offensichtliche Tatsache, vor der niemand die Augen verschließen kann.
Deshalb kann der Weg zur eigenen Persönlichkeit an der Linkshändigkeit nicht vorbeiführen.

Mit dem „Problem" Linkshändigkeit muß nicht ausschließlich der Linkshänder fertig werden, sondern häufig ist es die fehlende Akzeptanz der Rechtshänder, die eine Normalisierung verhindert. Denn „normal" wäre es, wenn jeder seine ihm gemäßen Fähigkeiten ausleben könnte. Gut wäre es, wenn sowohl der Links- als auch der Rechtshänder seine andere Hand schulen würde, damit sie bei Bedarf Aufgaben übernehmen könnte. Linkshänder verfügen – als Ergebnis einer notgedrungenen Anpassung an die Rechtshänderkultur – oft schon über erstaunliche beidhändige Fähigkeiten. Die im letzten Kapitel beschriebenen Produkte, die zur „Grundausstattung" gehören, sind nur die augenfälligen Dinge, andere Benachteiligungen fallen nicht einmal mehr den Linkshändern selbst auf. Schon im ersten Kapitel „Geschichte der Linkshändigkeit" war von der Grußhand die Rede. „Ich kann Dir leider nur die Linke geben", sagt der Gegenüber entschuldigend, wenn seine normale Grußhand entweder dreckig, beladen oder sonstwie nicht zu gebrauchen ist. Dann muß die Linke herhalten – im wahrsten Sinne des Wortes. Das Grüßen – eine Form des „Aufeinander Zugehens" – muß mit der rechten Hand ausgeführt werden, ob es nun der militärische Gruß mit der Hand an der Mütze sein soll, das mitteleuropäische Händeschütteln oder das fernöstliche Berühren der Stirn. Die linke Hand ist eine Notlösung, mehr nicht. Kleine linkshändig veranlagte Kinder, die gerne auf

Menschen zugehen, nehmen spontan die linke Hand, bis man ihnen den Gebrauch der anderen „ansozialisiert", wie es neudeutsch heißt. Wie reagieren die Leute, wenn ihnen wie selbstverständlich die linke Hand entgegengestreckt wird? Sicherlich wäre eine große Irritation die Folge, denn nur bei einer Verletzung und der darauf folgenden Unbrauchbarkeit der rechten Hand, der sogenannten pathologischen Linkshändigkeit, wird die linke Hand toleriert. Im Vordergrund steht dann der Verstoß gegen die geltenden Normen – mögliche weitere Ursache ist aber das tiefe Bedauern über den Ausfall der rechten, aggressiven Hand, deren Aufgaben nun auch noch von den Linken übernommen werden müssen.

Die Folgen von Unkonzentriertheit und Ermüdung sind zum Beispiel beim Autofahren nicht zu überschätzen. Was passiert auf längeren Strecken in einem Automatic-Auto, wenn das starke linke Bein untätig an der Seite steht und alle Steuerungsvorgänge über die „schwächere" rechte Seite abgewickelt werden müssen?

In den Forschungsabteilungen der Automobilkonzerne müßte man sich auch einmal Gedanken über die Zusammenhänge von Spiegeln und Äugigkeit machen. Es gibt sicherlich Unterschiede in den Ansprüchen eines Linkshänders und eines Rechthänders in puncto Anordnung der Armaturen und Bedienungshebel rund um das Lenkrad. Viele Autos sind für eine ganz bestimmte Käuferschicht gedacht, aber der „Käufer Linkshänder" ist bisher noch nicht als Gruppe in Erscheinung getreten. Etwa ein Fünftel der Autofahrer sitzt in Autos, die nicht den speziellen Bedürfnissen entsprechen und die auf dem Gebiet der Fahrsicherheit noch große Mängel aufweisen. Die Probleme linkshändiger Musiker dagegen sind weniger gravierend. Der ehemalige Beatle Paul McCartney war nicht der erste, der kurzerhand seine Gitarre andersherum besaitete. Saiteninstrumente sind nicht so problematisch – obwohl es zur „saitenverkehrten" Gitarre zum Beispiel noch kein Lehrbuch gibt.

Das Klavier – oft von Musikpädagogen eingesetzt, um die Beidhändigkeit zu schulen – und andere Tastinstrumente benachteiligen weder die eine noch die andere Hand. Die Schwierigkeit ergibt sich ganz speziell bei Saiteninstrumenten wie Geige, Bratsche, Harfe, Cello und Bass, und zwar nicht in erster Linie aus der

Handhabung des Instruments, sondern aus der Tatsache, daß es nur wenige linkshändige Musiklehrer gibt, die einem Schüler das Spiel mit der linken Hand authentisch vermitteln können. Es ist für einen Schüler sehr schwer, beim Erlernen des Instruments gleichzeitig noch die Anweisung des Lehrers seitenverkehrt zu übersetzen.

Inzwischen haben die Linkshänderläden auch eine Blockflöte im Angebot. Musikpädagogen (vorwiegend rechtshändig) sind sich über ihre Verwendbarkeit noch nicht ganz einig.

Wer das Bedürfnis hat, sich zu der Musik auch noch zu bewegen, stößt auf die nächsten Schwierigkeiten. Alle sogenannten Gesellschaftstänze bevorzugen meist den Rechtshänder bzw. -füßer.

Ich sehe noch das verblüffte Gesicht meiner (rechtshändigen) Frau, als ich mit voller Selbstverständlichkeit und Schwung entgegen der richtigen Tanzrichtung zu tanzen begann. Es erfordert immer noch große Aufmerksamkeit und Konzentration, sich „richtig herum" zu drehen und nach der richtigen Seite die Figuren zu tanzen. Wer auf einem Tanzvergnü-

gen seine Links-händig-füßigkeit ausleben will, wird sehr bald an seine Grenzen stoßen und als eine Art „tanzender Geisterfahrer" die Tanzordnung sprengen. Es gibt andere Gebiete, die besser für die Umsetzung der Linkspräferenz geeignet sind . . .
Dazu gehört sicherlich nicht eine Zeit im Leben der meisten jungen Männer, in der schon die Uniform sichtbar macht, daß sie einer „Normierung" unterworfen sind. Wer „im Eifer des Gefechtes" die linke Hand zum Grüßen an die Mütze legt, der hat mit Strafe zu rechnen, und wessen ausgeprägte „Rechts-Links-Schwäche" ihm beim Exerzieren einen Streich spielt, der kann eventuell seinen Wochenendurlaub vergessen. Linkshändigkeit als Bestrafung – als wegtrainierbares Übel.
Es stellt sich außerdem die Frage nach den Schießergebnissen von linkshändigen Rekruten, die das Gewehr auf der für sie falschen Seite anlegen müssen. Sie müssen eigentlich nicht – aber der Rückschlag harter Teile ins Gesicht wird sie schnell zu der Überlegung führen, ob sie nicht freiwillig das Gewehr an der rechten Seite anlegen und dafür sicherlich schlechtere Ergebnisse in Kauf nehmen müssen. Es gäbe die Möglichkeit, durch entspre-

chende Tests bei der Musterung die Benachteiligung von linksseitig veranlagten Soldaten zu mindern. Dieses aber würde ein erhöhtes Maß an Flexibilität aller Beteiligten erfordern.

Dieses Buch soll nicht nur davon handeln, was einem Linkshänder alles verwehrt wird und welchen Benachteiligungen er ausgesetzt ist. Wo es möglich scheint, sollen Alternativen aufgezeigt werden. Es wäre zum Beispiel unmöglich, den Linkshändern eine eigene Schrift – vom Körper weg – zu entwickeln und sie schreiben zu lassen. Hier muß die Anpassung an die rechtshändige Mehrheit erfolgen.
Leider bringt linkshändiges Schreiben häufig die bekannten Probleme wie Verwischen oder Verkrampfen mit sich. Es ist aber in den meisten Fällen dem umgestellt rechtshändigen Schreiben vorzuziehen. Da der Linkshänder in der Lage sein muß, sich anderen schriftlich mitzuteilen, ist er gezwungen, seine Schriftrichtung in diesem Fall der Norm anzupassen.
Sorgen machen sich linksschreibende Menschen, die die Stenographie erlernen wollen. Zwar wird die Kurzschrift mit dem Bleistift geschrieben und damit ein Überwischen verhindert, aber allein durch die Handhabung treten

arge Schwierigkeiten auf. Stenolehrer raten deshalb ihren Schülern unbedingt zu einer Umstellung auf die rechte Hand, so daß ein doppeltes Lernen notwendig wäre. Die Behinderungen von Linkshändern sind bei dieser Schreibart sogar so erheblich, daß selbst eine mir bekannte linkshändige Stenolehrerin zur Umgewöhnung auf die rechte Hand rät. Also ist diese rechtsläufige Schrift für die wenigsten Linkshänder brauchbar und praktikabel. Eine Alternative zu allen geläufigen Kurzschriften präsentierte der Stenographielehrer D. Dominik. Er entwickelte eine linksläufige Kurzschrift, das sog. „Links-Steno". Diese neue und für Linkshänder geeignete Kurzschrift – Stiefografie genannt – soll alle bisherigen Nachteile beseitigen und zu beachtlichen Schreibgeschwindigkeiten führen.
Die Adressen des Vereins für Stiefografie sind für Interessenten im Register am Schluß des Buches vermerkt.
Nach dem Erlernen des linkshändigen Schreibens sind Ringbücher der nächste, aber nicht der einzige Stolperstein in der Schule. Das „normale" Ringbuch ist für einen Linkshänder unmöglich zu benutzen, weil die mittleren Klammern ein „normales", im Sinne von

Rechtshändern, Beschreiben gar nicht zulassen. Es empfiehlt sich eine verdrehte Anordnung, damit das Ringbuch überhaupt für Linksschreiber benutzbar wird. Was nützen aber ein Füller und ein Ringbuch für seine Bedürfnisse, wenn der Tisch, auf dem man mitschreiben soll, völlig unbrauchbar ist?
Es geht um die beliebten Klapptische, wie sie in Räumen ohne feste Sitz- und Tischordnung häufig benutzt werden. Wegen der Mobilität ist der Tisch an der Stuhllehne angebracht. Er kann an der rechten Seite als Schreibunterlage hochgeklappt werden. Dem Linkshänder bleibt nichts anderes übrig, als eine unmögliche Position einzunehmen, was nicht nur das Mitschreiben, sondern auch das Mitkommen im Unterricht empfindlich hemmen kann.
Da werden Stühle nach den neuesten Erkenntnissen der Orthopäden geformt, aber offensichtlich sind das alles Rechtshänder, die sich diese Gedanken machen. Inzwischen liefert eine Firma in Bayern ohne Aufpreis die beschriebenen Klappstühle auch für Linkshänder. Vielleicht ließe sich ja auch im nächsten Schritt noch ein einfaches Umsteckpatent entwickeln, damit der Stuhl für beide „Richtungen" ohne Einschränkung benutzbar wird.

Auch die Ergonomen, das sind Wissenschaftler, die sich mit der wechselseitigen Anpassung zwischen dem Menschen und seinen Arbeitsbedingungen befassen, konnten bisher noch keine Arbeitsplätze schaffen, die sich an Bedürfnissen von Linkshändern orientieren. Die Bedienungselemente, Anordnung der Maschinen und die Abfolge des Produktionsablaufes sind einzig und allein an den rechtshändig arbeitenden Menschen orientiert und auf sie abgestimmt. Sicherlich ist es auch schwierig, Arbeitsplätze so individuell gestaltbar zu schaffen, daß selbst die speziellen Bedürfnisse eines Linkshänders ausreichend berücksichtigt werden können. Eigentlich müßte es doch aber im Interesse des Unternehmers sein, die Arbeitsbedingungen seines Betriebes zu optimieren, weil das ja auch wieder Auswirkungen auf die Produktion und damit letztlich auf den Gewinn hat.
Aber allein ein Blick in die Berufsschulen beweist, daß sich bisher niemand über diese spezielle Problematik Gedanken gemacht hat, denn an fast jeder Werkbank ist der Schraubstock garantiert an der falschen – also linken Seite angebracht.

In den Räumen der Uni München steht seit einiger Zeit – ganz hinten in der Ecke – ein Zahnarztstuhl, an dem linkshändige Zahnärzte ihre handwerklichen Fähigkeiten ausprobieren können. Leider ist mir bisher noch keine andere Uni bekannt, die ihren andersseitig „funktionierenden" Studenten angemessene Arbeitsmöglichkeiten zur Verfügung stellt.
Beliebig ließe sich diese Reihe von Hemmnissen am Arbeitsplatz für den Linkshänder fortsetzen. Wahrscheinlich ist an dieser Stelle sowieso keine komplette Aufzählung realisierbar, weil – salopp formuliert – „jeden wieder etwas anderes stört". Bei der Friseuse mögen es die fehlenden Linkshänderscheren sein, während sich der Koch über Saucenkellen beklagt, die den Ausgießer an der falschen Seite haben. Oft sind es auch nur rasch veränderbare Kleinigkeiten, die einer unkomplizierten Erledigung der Arbeit entgegenstehen.
Die Folgen, neben Unkonzentriertheit und schnellerer Ermüdung, sind eine Einbuße an Leistungs- und Produktionsbereitschaft, die – sieht man den Anteil von Linkshändern an der Gesamtbevölkerung – nicht unerheblich sein dürften.

Was geht eigentlich „mit links?" –

Schon einmal habe ich in diesem Buch darauf hingewiesen, daß den Linkshändern eine starke Interessenvertretung fehlt. Vielleicht ändert sich das aber in absehbarer Zeit. In München hat sich eine „Interessenvereinigung für Linkshänder" gegründet und aus der Arbeit ist eine große „Beratungsstelle für Linkshänder und umgeschulte Linkshänder" hervorgegangen, die mit engagierter Arbeit versucht, den Belangen der Linkshänder mehr Gehör zu verschaffen.
Die Zeit scheint sehr günstig. Noch nie zuvor wurde der Linkshändigkeit so viel Aufmerksamkeit entgegengebracht wie gerade heute. Doch leider genügt das nicht allein. Sie ist zwar eine wichtige Grundvoraussetzung für die Emanzipation der Linkshänder, aber es muß auch eine Bereitschaft zur Bewußtseinsänderung – zur Abkehr von alten Vor- und Fehlurteilen – gegeben sein.
Die Emanzipation der Linkshänder hat zwar schon begonnen, doch sie beschränkt sich

Abschlußgedanken

bisher auf den privaten Bereich und auf die Schule. Am Arbeitsplatz ist die Berücksichtigung der Händigkeit noch kein Thema.
Wir Linkshänder sollten uns den etwas polemischen, aber konsequenten Wahlspruch: „Das mache ich doch mit rechts!" zulegen und unsere Rechte (Linke) in Zukunft besser vertreten, denn wir bilden eine viele Millionen Menschen umfassende Schicksalsgemeinschaft, oft noch benachteiligt und domestiziert, angepaßt an die Gesellschaftsform der Rechtshänder. Wir sind auf dem rechten Weg. Es empfiehlt sich, links abzubiegen, um auch seine Eigenheit, die eigene Persönlichkeit und das, worin man sich von anderen unterscheidet, endlich auszuleben. Auch sprachlich ist die Gleichberechtigung reine Utopie. „Gelinkt" zu werden, bedeutet eben die negative Seite, während das Richtige und das Rechte sich gleich mit der rechten Hand und den richtigen Gewohnheiten verbindet.

Leider können in diesem Buch die zahlreichen Probleme nur angerissen, nicht aber erschöpfend behandelt werden. Aus zahlreichen Gesprächen weiß ich, daß auf dem Gebiet der Linkshändigkeit ein großer Nachholbedarf besteht. Obwohl immer mehr Menschen auch „öffentlich" mit der linken Hand schreiben, bestehen die angesprochenen Hemmnisse und Vorurteile weiter fort.
In Zukunft wird es darauf ankommen, die Aufgeschlossenheit unter Eltern und Erziehern weiter zu fördern und sie im Umgang mit linkshändigen Kindern zu schulen. Nicht nur Rechtshändigkeit, sondern auch Linkshändigkeit muß zum Alltag, zur Normalität gehören.

Selbst bei augenscheinlich „leichter Linkshändigkeit" darf niemandem mehr die „Pseudorechtshändigkeit" aufgezwungen werden. Jeder muß das Recht bekommen, sich und seine Kinder sorgfältig testen zu lassen, damit keinem mehr unnötige Steine in den Weg gelegt werden und vorhandene Fähigkeiten zwangsweise brachliegen müssen. Das sollten an sich Selbstverständlichkeiten sein – bisher sind es leider fast nur fromme Wünsche.

So hochzivilisiert und technisiert die Länder Mitteleuropas auch sein mögen, was die Linkshändigkeit anbetrifft, haben sie das Niveau eines Entwicklungslandes.
Der Münchner „Interessenvereinigung für Linkshänder" ist zu wünschen, daß sie die vorhandenen Probleme und Schwierigkeiten im Sinne ihrer Mitglieder und im Sinne von Millionen unorganisierter Linkshänder immer wieder einer breiten Öffentlichkeit vortragen kann und damit die notwendige Klimaveränderung sowie ein Umdenken erreichen wird.

Register und Anhang

Geschichte der Linkshändigkeit

Bedingungen für die Linkshändigkeit

Linkshändigkeit und Verhaltensstörungen

Berühmte Linkshänder

Sprichworte, Aberglauben usw.

Linkshändigkeit und Schule

Extra für den Linkshänder

Was ist anders?

Was geht eigentlich mit links – Abschlußgedanken

Adressen

„Beratungs- und Informationsstelle für Linkshänder und umgestellte Linkshänder"
ONRS
Sendlinger Straße 18
8000 München 2
Tel. 0 89-26 86 14 / 2 60 93 31

Läden für Linkshänderbedarf und Versand von Linkshandprodukten

Lafli – Laden für Linkshänder GmbH
E. M. Strüver
Fehlandstraße 43
2000 Hamburg 36, Tel. 0 40/35 31 34

Lefti, Christoph Lechtermann
Steinstraße 4
4800 Bielefeld 1, Tel. 05 21/6 84 11

„LAV" – Versand, Luise Däumler
Postfach 12 08
2822 Schwanewede, Tel. 0 42 09/44 03

„LAV" – Laden, Luise Däumler
Ansgari-Passage
2800 Bremen 1, Tel. 04 21/30 22 50

Margarete Bregler
Adlerweg 1, 7913 Senden 3, Nähe Neu-Ulm
Tel. 0 73 09/54 35 ab 18 Uhr

Lafli – Laden für Linkshänder GmbH
Schillerstraße 29
3000 Hannover, Tel. 05 11/1 50 67

Dollinger GmbH
Grabenstraße 1, Postfach 12 23
7920 Heidenheim, Tel. 0 73 21/2 10 38

Carl Abt KG
Münsterplatz 7, 7900 Ulm
Tel. 07 31/16 30, 16 32 16, 16 32 17

ABC Drugstore, Jürgen Ullrich
Arnulf-Klett-Platz 1 – 3
7000 Stuttgart 1, Tel. 07 11/22 56 71

Kaut-Bullinger
Rosenstraße 8, 8000 München 2
Tel. 0 89/6 22 60
Füller, Bastelscheren (2. Stock)

Spezialgeschäft für Linkshänder
Manfred Spiker & Co, Herr Mancher
Badstraße 37 a, 1000 Berlin 65 - Wedding
Tel. 0 30/4 93 45 93 und
Sonnenallee 200, 1000 Berlin 44 - Neukölln

Laden für Linkshänder
Ludwig-Erhard-Straße 16
8510 Fürth, Tel. 09 11/7 49 86 17

Versandgeschäft Horst Fricke
Kohlgarten 11, Postfach 11 67
4504 Georgsmarienhütte, Tel. 05 40 10/23 60

Kustermann
Rindermarkt 2 + 3
8000 München 2, Tel. 0 89/23 72 50
Haushaltwaren für Linkshänder

Vereine für Stiefografie:

Rheinstraße 96, 6200 Wiesbaden
Auwanne 72, 6450 Hannau 9

Literaturverzeichnis
(weiterführende Literatur)

Kobler, E.:
„Der Weg des Menschen vom Links- zum Rechtshänder",
Wien – Leipzig 1932

Kohlmann, Th.:
„Die Psychologie der motorischen Begabung",
Wien-Stuttgart 1958

Kramer, J.:
„Linkshändigkeit" –
Wesen, Ursachen, Erscheinungsformen,
Solothurn 1961

Rett, Kohlmann, Strauch:
„Linkshänder – Analyse einer Minderheit"
Wien-München 1973

Sattler, J. B.:
„Ikonographische und Psychologische Aspekte der ‚Seitigkeit' in der Kunst"
München 1983

Schenk-Danziger, L.:
„Legasthenie", München-Basel, 1984

Zuckrigl, A.:
„Linkshändige Kinder in Familie und Schule",
München 1986

dazu die:
„Dokumentation und Berichterstattung über ONRS-Tätigkeiten zum/zur
- Forschungsproj. „Linksh. und Folgen der Umschulung der Händigkeit"
- Interessenvereinigung für Linkshänder
- Beratungsst. für Linksh. und umgeschulte Linksh.

Roland Lampe
Alles dreht sich um nichts

edition neue prosa